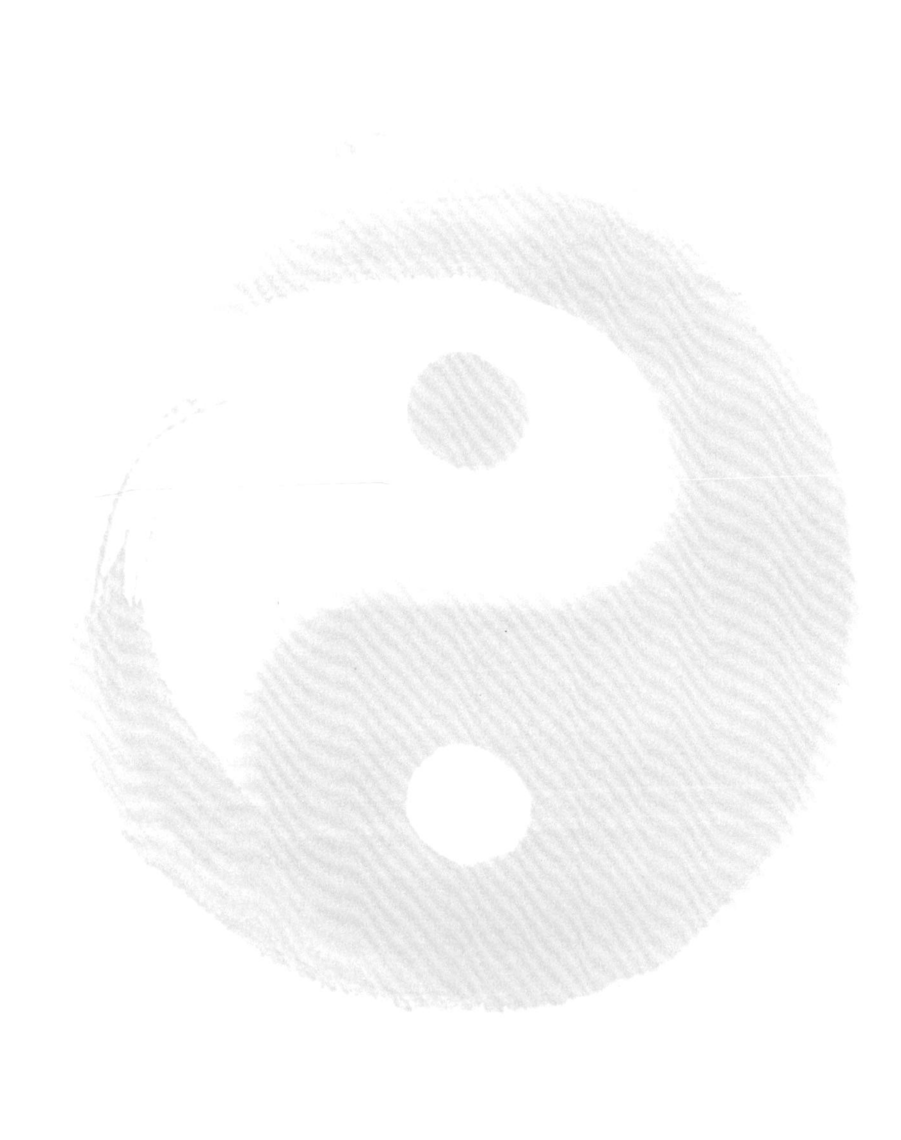

經穴歸元養生功

一套簡單易學奇效養生功法

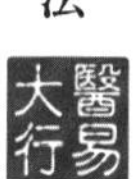

作者序

古云治病之法：針、灸、湯藥、導引、按摩也。

然鍼針雖有明顯之效，以醫意幽深，唯醫者能得其精妙；温灸雖有久火之功，今人卻追求速效而多棄古法；湯藥配方成百上千，又有幾人可調其四氣五味、昇降沉浮。

至於導引之術，導氣令和，引體令柔，呼吸吐納，靜坐冥想，動搖肢體，起居坐臥，皆可如影隨行；而按摩者，雙手與生俱來，伸屈把握，拿捏拍打，按之摩之，更可運用自如。故湯藥用柔取緩，鍼針用剛而得失易見；而導引按摩，唯其簡易，始可得其旨趣，唯其勤功，方能顯其效益。

古人云：醫不窮理，不可談醫；藥不執方，不可用藥。謝某不才，未得懸壺濟世，然勵志救恤之心，甚為誠摯，遂以按摩導引之術築其基，並遊歷於四海內外，遍訪名師，虛心受教。執其關鍵，凡驗效之經穴，皆仔細記錄，不敢言忘；若有不足，則證覽古今醫典之精要而窺其淵微。或有不明，則體驗遍身顯效之經穴以悟其奥秘。

如此歷二十餘載，解症助人，效驗如嚮，已不可勝數，難以具載。今集其精髓，匯注成書。書中擇其能量匯聚者，凡大穴壹十有八，解症之技有法二十。文字敘述淺顯，配以經穴圖譜，分部取穴，引證別列，既可辨證，又可解症，更可保養，所以三效合於一也。

另有獨門功法三篇，以督脈為根本，採平衡之身形，取手技之巧妙，運樸拙之厚力；發單純之勁氣，導自覺之靈性，安四時之養生，終輔以藥食同源之妙用。書中功法既成，再授以易知易行之法，朝夕行之。練者能自強，傳習者有善行，救人者積善業。

或言：導引按摩，末道小技也。然《內經靈樞病傳》有云：「守一勿失，萬物畢者也。」《素問至真要大論》又云：「知其要者，一言而終，不知其要，流散無窮。」故雖僅一功一技，貴在有效，若能專注恆行，得以流行天下，亦可載於道也。日後相繼輩出，薪火以傳，是所幸哉！

西元二〇一八年一月

謝天秀 謹識予台灣

目錄

第四章
列證巧治

第五章
天人互動

第六章
內經養生

前言

尋找一套簡單易學的奇效養生功法

我為了尋找一套簡單易學又有奇效的養生功法，幾乎走遍了全世界。二十年來我碰到了許多奇人異士，我向他們求教，有些老師熱忱傳授，有些老師不輕易示人，有些老師不圖名利，有些老師聲名顯赫，有些老師功夫獨到，有些老師深明功理，有些老師不顯真相，有些老師樂於助人，有些老師並不教我。

但我總是虛心求教，誠心誠意，終能金石為開。無論是親授或弟子再傳，都開拓了我的視野，活躍了我的思路，強壯了我的筋骨，充實了我的技巧，終於成就了我的功法。而我勤加練習，功法也愈來愈強大。後來我走遍江湖，用我的功法救助了許多人，覺得心滿意足了。

一日忽遇一明師點我、問我：「以你一人之技，能救天下人否？若你無技，能救天下人否？若你無力之際，又能救天下人否？」自此一問，夜深人靜，常常生出莫名的困惑；清晨醒來，探求本源的思緒從未曾停止。老師的詰問簡樸而真實，我自以為解症十年，登泰山而小天下。殊不知根源何在？ 本體又為何？正是「不識廬山真面目，只緣此身在山中」。

某日，踽踽獨步於山水之間，山嵐霧隱、清風徐來，偶有樹葉飄落地面，天下小雨，雨滴入湖面。想那落葉，冬日即將化作春泥；想那雨滴，滴入湖面卻是一點也不見踪影，也並不曾引起任些漣漪，一時茫茫然然。忽然雨停，陽光顯露，透過枝葉，樹影釋放出光亮，頭頂也漸漸溫暖起來。剎那之間，心在靈性光明之中，突然感到明亮似水歸於大海。原來「我即眾師，眾師即我」，原來技亦非在一技，而在一法；由法生技，習技而明法，明法以傳法也，讓我起心動念撰寫這本書。

這本書有六個章節，

第一章提示「 本體」的概念，因我依從了自己的「 本體覺」，「 光」開啟了我的智慧、貫通我的氣脈，並圓滿了我的功法，我想與各位分享此一成就我功法的核心思想。

第二章簡單論述經脈穴道，這一章遵循《內經》、《難經》經旨中，關於十二正經和奇經八脈的敘述。並特別突出督任沖帶四脈，做為功法的重要依據。其中，文義深奧之處，加以白話註解，並配以循行圖示，大家可作為理論探索的參考，如此可稍稍省去從浩瀚醫典中選輯的麻煩。

第三章傳授三大基本功法，我將二十年來深深體會，並加以實踐廣被眾生的功法，編成一套功序，盡我理解的教給各位，同時點出十八個大穴道，說明其穴義、穴性和功效。本章中配有動作示範圖，習者可以按圖練功，細心體驗，青中壯老，無論男女皆可。

第四章傳授解症的功法，列症自是無法包羅萬象，僅就自己與學習者的確切實效經驗範圍加以敘述。內文則盡量不加修飾，盼能平易近人，用意在於使其普遍流行，務使人人都能理解並且學會。

第五章揭示天人互動的奧秘，天人互動是亙古以來最微妙，也最難掌握的。與其說它是一套功法，倒不如說它是在練功過程中的親身體驗。體驗些什麼呢？體會每一個細胞從孕育到萌芽，從茁壯到衰老又再次復甦的每一次循環過程。

所以人不必去掌握天道，而是去順應天道；因天道如同心跳與呼吸，陪伴人之一生，乃自然而然。人應該珍惜自己的每一回心跳，每一次呼吸，進而勇固自己的肉體，強壯它、珍惜它，並且擁有它愈久愈好。從古至今，人嘗試以有限之知識去了解無限之天道，但只能從不同的角度和方式去詮釋天道。

千百年來，哲學家試圖解釋天道，科學家試圖舉證天道，而神學家則認為天道乃不證自明。所幸，我們的老祖宗代代努力，巧妙的留下天人合一的訣竅和步驟以供後人參考。所以我從《道藏》中領受道家的築基心法，並從《內經》中探求導引的源流，嘗試剖析督脈與脊椎的關連之處，盡我有限之所知，像前輩們一樣努力；獻上我從練功中體會的喜悅，將一切可知與不可知、已證明與未證明之疑惑和榮耀，均歸屬於每一領域、每一宗教的聖人賢人，最終以「　本體覺」融入一切啟世教義所揭示的天道之中。

第六章闡述黃帝內經養生的方法。內經《素問 ‧ 上古天真論》云：「其知道者，法於陰陽，和於術數，飲食有節，起居有常，不妄作勞。故能形與神俱，而盡終其天年，度百歲乃去。」就是說：人是可以活到一百歲的，但有些條件，條件也很簡單，不過就是：適應氣候變化，把握鍛鍊方法，飲食定時定量，有節制，如此而已。結果世人卻是白天忙到晚上不睡覺，一個月到頭來不休息，身子愈來愈疲乏；人漸漸消瘦，像個傻子一樣神識不清，飲食不定時不定量，周身血液奔騰湍急。一天到晚不安寧，夢中激動又嘆息，七情來催容顏變，完全違反法則，失去樞機。

魏伯陽在《周易參同契》中警誡世人：說人出生本來就渾然天成，想練就全壽金丹有賴順應自然。所以我在此章中根據《內經》整理出幾種長壽之道，本書功法有幸亦與之列哉。

最終結語中，我和各位分享人生的體驗和喜悅，將安頓身心、強固身心的妙法全部傳遞給各位，這套功法已將一切經脈穴道全數打開，並使身心靈一切復歸於「　本體」之中，故命名為「經穴歸元養生功」。

本書承蒙

雙鶴集團總裁古秉家先生鼎力支持，

雙鶴系統領導者古承濬先生大力支持，

恩師國醫大師韋貴康教授提攜勉勵，

數字化神灸療法創始人雷頓教授提攜勉勵，

世界國際健康管理學會陳秋隆理事長加持勉勵，

中華全方位養生協會黃三德創會會長熱誠嘉許，

養生人文技術學院創辦人韓子教授悉心顧問，

新竹縣芳薰香植物精油職業工會林慧華理事長因緣倡始策畫，

感謝我太太蕭美惠女士及家人們背後給與的支持鼓勵。

於此一併致謝之。

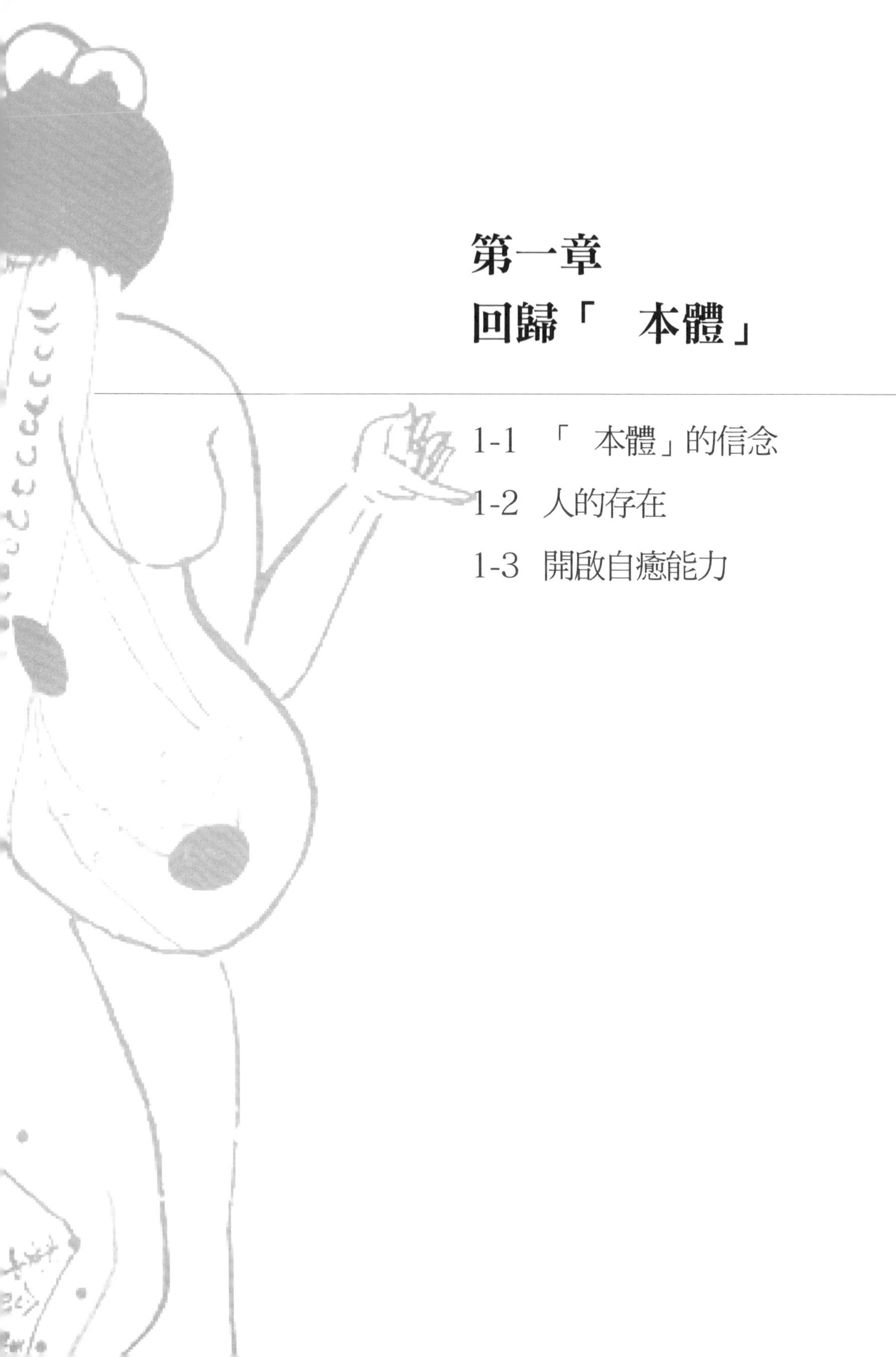

第一章
回歸「　本體」

1-1 「　本體」的信念

人感受到存在，才能有所認定；有所認定，才能有所回歸。這種發現自我、感受自我，並肯定自我的覺知，我稱之為「自覺」。而自有存在的「本體」在宗教、哲學和醫學的領域中各有詮釋，比如基督徒、天主教徒、回教徒或佛教徒、道教、一貫道等，都信奉著各自的真神，而這個真神就是「　本體」。

我們只要融入其間，衷心喜悅接受，並**相信祂、感謝祂**，就能浸潤在最高形式呈現的光中，合而為一，並產生一股極大的正面能量，這就是回歸到了「　本體」。一旦對「　本體」有信心，會同時牽動自我深層的潛意識，自己的修復能力將從自癒力流出，自然感應到身體內病痛的所在，甚至驅除病痛，達到自行修復的作用。所以我們常在練功法前後，靜心合十，默念**感謝「　光」、感謝「　本體」**。

此一體會和功法融合為一，並有功序可依循。功序如下：

鬆：關節不緊、全身放鬆

靜：心裡平靜、腦袋放空

定：呼吸平緩、細勻深長

敬：心中恭敬、感謝神明

意：意守丹田、意到氣行

融：融入功法、動靜皆宜

合：雙掌合十、感謝「　本體」

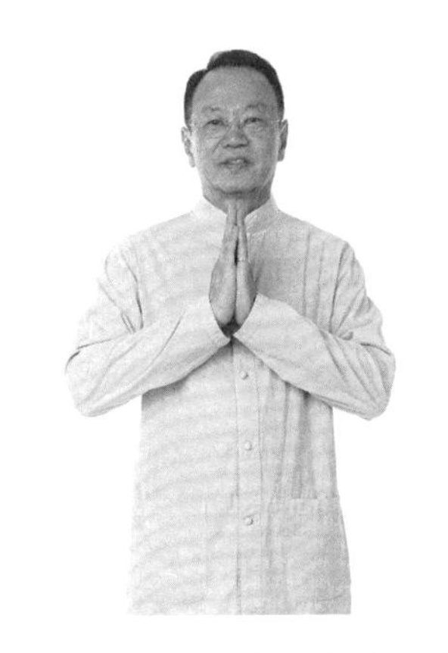

這些功序，也可在雙掌合十之時，一念之間，靈光乍現，剎那完成，彷彿禪宗之頓悟。

1-2 人的存在

依造物者的創造，人此一「存在」，起初只是極其細微又不可勝數的細胞。父母精卵合體那一刻起，精微的胚胎就開始育成，然後逐漸分化為各種的組織，又發展出一件件功能各異的器官；而在不久的未來，看似不同的器官又將會形成了協同運作的一套套系統。

但在這套系統尚未全面啟動之前，首先人只是一浸潤在母親溫暖的子宮之中的小小胎兒。胎兒受到羊膜腔的呵護，在清亮的羊水中沉浮飄渺，彷彿處於沒有重力的太虛空中，又有臍帶供給能量，真的是沒有煩惱，無邊無際的幸福。某天時辰來到，母體震動，擠壓胎兒破水而出；剎那之間，重力立刻侵襲，從此以後，人掙脫襁褓，努力爬行，跌跌撞撞，慢慢站起。

身軀椎體前俯後仰，左側右轉，伸拔彎曲，終於挺立。而（督脈）亦在人這百年之間成為人體的中流砥柱，直到垂垂老矣，復歸嬰兒，再度屈伏。除非得道升天，否則人一輩子將和這地心引力抗衡協調。

人一出生，鼻息亦隨即感受空氣的清冽，就此哭哭啼啼。倘若你不哭反笑，除非你是神仙轉世，否則即有人拍你屁股，要你哭啼。而那從前在母體中闔合的小小肺葉，瞬間張開，吸入人生的第一口氧氣，也是最重要的一口氣，這就決定了人的一生都得吐納自然之清氣，是謂吸天之氣。此氣聚於「膻中」之穴，直到臨去終了，此一道真氣才會散去。至於母體延伸胎盤營養的聯系生命之臍帶亦將斷去，遂與母體從此分離，只遺留那臍眼「神闕」之穴。

嬰兒開始只是喝水吮奶，慢慢齒牙漸健成長為幼兒，就得依賴水穀之氣入於胃，人遂賴飲食以存活，是謂吸地之氣。此氣聚於「中脘」之穴，從此人有胃氣則生，無胃氣則死。然靈性早在「泥丸宮」中靜靜等待，小兒囟門未合，天機萌萌，喜怒憂思悲恐驚，七情亦不擾，只知哭鬧傻笑，不分善惡，見神不敬，見鬼不懼，日後一合，元神識神兩相不分。

日漸一日，嬰兒成長為幼兒，五臟六腑發育，天癸啟動，陰陽兩性，七損八益，經脈生成。內屬臟腑、外絡肢節，二十七氣相隨上下，如環無端，周而復始，三百六十五穴氣機靈動。然有生之年，身體既要與風寒暑火、燥濕六氣交感，又要與喜怒憂思悲恐驚七情周旋；若得「精氣神」三寶養生之法，優游於天地之間，得以享盡天年！若得此「經穴歸元養生功法」，則「精氣神」三寶兼備。

1-3 開啓自癒能力

天道循環，四時變化，陰陽平衡，人體臟腑系統亦有一內控平衡系統與之相對應。

比如說，渴了想喝水，餓了想吃飯，累了想睡覺，熱了會排汗。緊張過頭反倒如釋重負，笑得像哭，大悲反笑。大餓、大累、大情緒、大慾望，弄得身體不舒服，不理會它，就生些小毛病；經年累月都不理會它，就形成大毛病。人體的動態平衡系統先會出現一些症狀警告你，可你都不在意，小小的失衡還調得回來，大大的失衡就突然導致了死亡。在這生死之間，人還會經歷衰老病痛，自己不好受，家人受折磨，豈能如《內經》所云：悠然度百歲而去。於是以細菌發生和解剖學為主導思想的科學醫學觀形成了西醫，以天人合一為主導思想的自然醫學觀形成了中醫，以祝由科為主導思想的神鬼觀形成了宗教醫學，三家都要來診治你的身心靈，可人為什麼不自己想辦法來啟動自然療癒力呢？

宇宙自然界乃至於人之細胞，每一事物都有其恆定的機制，東方稱之為：

「一物一太極」，西方則稱之為「恆定現象」，**自然療癒力就是維持此一狀態的機制**。而「動中有靜」、「靜中有動」，就是此一機制的運作模式。

現在我以功法來說明此一運作模式。我在練功時，雙足定於湧泉穴，根植於地氣，從身體的前俯、後仰、側轉和環轉的過程中，形成了太極的曲線之勁。當身體後仰時，伸展了繼發性的脊椎力量；當身體前俯時，就回復了原發性的脊椎狀態。前者是人崇敬天道之姿，後者是人回歸嬰兒自然之態，而側轉、環轉，則是脊椎中軸發電機的加速器。由於地磁吸住人體，使人體中的子午線和地磁相吻合，動作產生離心力，但又不會拋出人體；動作產生向心力，但又不會折屈人體。就在收放自如的動作中，不斷產生螺旋的太極曲勁，人體之五臟六腑、四肢百骸，乃至於每一個細微的細胞、體液、氣體全部回歸重置在「動中之靜」、「靜中之動」的狀態之中。

此時，人體所有因失衡或即將失衡所引發的病態，慢慢又回到「恆定現象」，簡單說就是恢復了健康或一直處於健康狀態之中。此一功法我日日行之，使五臟六腑強壯，四肢百骸活潑，經脈氣血暢通，於是對自己的身體健康產生了極大的自信。這個對自己極大的自信，守護住了「恆定現象」，這正是自然療癒能力的流露顯現。

第二章
氣脈流注

2-1 氣脈流注說

太初之氣乃「天地之氣」，廣義指的是陽光、空氣和地磁，萬物全靠這三樣而存在，特別是萬物之靈的人類，故人所以頂天立地，立「天地人三才」。人及萬物既存於天地之間，必受天地之交感，所以鶴鳴夜半，雞鳴將旦，磁石吸鐵，樂器共鳴，同聲相應，同氣則相求。而天地之氣化為春夏秋冬四季，形成風寒暑火燥濕六氣；若正常則稱「六正氣」，若太過或不及，危及人體、人，則稱之為「六邪氣」或「六淫氣」。「邪」者，致病因子；「淫」者，慢慢累積之致病因子，有漸漸浸淫，深陷其中之意。

「邪淫」二字，乃人趨利避害加以形容的字詞，其實天地既能創造萬物，又能毀滅萬物;既能包容萬物，又能護持萬物，全然無私公正，並無善惡之分，此即廣義之「天氣」。 而狹義之「天氣」，指的是氧氣；狹義之「地氣」，指的是「水谷之氣」。人出生之後，吸入氧氣就是吸「天」之氣；消化水谷，吸收營養就是納「地」之氣。

如此天地二氣遂進入於人體，與父母所賦予之精氣合而為一，稱為「元氣」。「元氣」始生，產生自有動力，從此生氣勃勃，形成「真氣」。「真氣」足，則病邪不侵；「真氣」不足，則容易受病，此「真氣」即為自然療癒力。

而「元氣」藏於丹田，發於命門，借三焦之氣化升降，輸布全身，推動人體一切生命活動，聚於上焦、膻中稱之為「宗氣」。「宗氣」為全身之氣的出發點，此氣又上循至喉而行呼吸，讓人能發聲能說話，所以呼吸之強弱繫於「膻中」。此氣又貫注心脈，由心推動氣血，循行內外，讓人從頭到腳，全身溫暖，筋骨四肢得以活動，所以「膻中」之氣至為重要。

而水谷之氣源於脾胃，化生血液，充滿營養，其性黏調柔順，出於中焦，注入肺經，並按十二經脈之流注運轉全身，此水谷之氣合於「中脘」，稱之為「營氣」。

尚有一氣亦生於水谷，源於脾胃，但其性驃悍迅速，內通臟腑，外達肌表，溫潤一切，滋養腠里，開闔汗孔調節體，抗禦外邪，稱之為「衛氣」。

綜合而論之，父母之氣生乃生發於腎，而飲食之氣乃生化於脾胃，吐納之氣則透過肺再注入臟腑，以成「臟腑之氣」。而心、肝、脾、肺、腎和心包等六臟，以及小腸、大腸、胃、膽、膀胱和三焦等六腑，每一臟、每一腑，皆生發一條經脈，是謂十二「經脈之氣」。

此十二經脈之氣彷彿長江大河，輸布內外，灌溉濡養。有時滿溢、有時虧損，則自有「奇經八脈」，好似湖泊調節盈虛。經脈又分細為絡，網絡全身，是謂「經絡之氣」。而氣潤筋肉，則成「經筋之氣」，氣充於皮部則成「衛氣」。至此，臟腑經絡，四肢百骸，五官九竅，莫不充滿能量，生機勃勃，此謂之「氣化」。

【重點提示】大周天與小周天

周天是天文學術語。古人仰觀天象，「天」看起來像一個大圓周，所以稱「周天」。
古人常把天象比擬於人身，所以「小周天」指的是人的內氣之運行如同天道，而子午代表天體之日月，方位之南北，八卦之坎離，人體之心腎。李時珍《奇經八脈考》書中說任督兩脈，人身之子午也，所以小周天指的是打通任督二脈。本功法第二式，就是打通任督二脈，運轉小周天。
內氣從肺經→大腸經→胃經→脾經→心經→小腸經→膀胱經→腎經→心包經→三焦經→膽經再回到肝經，重新出發周流不息，就稱為「大周天」，其實只要內氣走在十二經脈中的某一條或某幾條，甚至走在「奇經八脈」中的某幾條，都可算是開始運轉「大周天」了，本功法的第一式與第三式就是在運轉「大周天」。

2-2 淺釋經絡系統

1.《靈樞 · 經脈》云：「人始生成精，精成而腦髓生，骨為幹，脈為營，筋為剛，肉為牆。皮膚堅而毛髮生，穀入於胃，脈道以通，血氣乃生。」**此《內經》論述經脈之層次結構生成。**

2.《靈樞 · 本藏》又云：「經脈者，所以行氣血，而營陰陽，濡筋骨，利關節也。是故血和則經脈流行，營復陽陰，筋骨勁強，關節清利矣。」**此《內經》論氣血開始暢流於上述之層次結構。**

3.《靈樞 · 經別》云：「夫十二經脈，人之所以生，病之所以成，人之所以治， 病之所以起，學之所始，工之所止也，粗之所易，上之所難也」。**此《內經》論學醫者之第一要義就是要了解經脈**，了解經脈也就掌握了病脈。古人既以經脈為氣血之通道，故氣血暢通即為「生脈」，堵塞不通即為「病脈」，不通甚久即可能成為「死脈」。經脈一死，周身內外氣機不動，血液不流，則經絡無所存在，人之肉體亦毀壞。而這古人所說的經脈，實指今人匯整之「經絡系統」。

4.《靈樞 · 經脈》云：「經脈者，所以能決死生，處百病，調虛實，不可不通。」

《素問 · 三部九候》又云：「必先知經脈，然後知病脈。」《靈樞 · 九針十二原》云：「針之要，氣至而有效，效之信，若風之吹雪，明乎若見蒼天」，皆指依其病症，症狀歸經，以金針循經而治，疾病一去，人如重見天日神清氣爽之意。**此為《內經》論經脈治病之要義。**

5. 心、肺、心包三經，稱之為「手三陰經」。脾、肝、腎三經，稱之為「足三陰經」。大腸、小腸、三焦，稱之為「手三陽經」。胃、膽、膀胱三經，稱之為「足三陽經」。稱之為陰陽者有三：一是以古人認為人之背為陽，胸腹為陰，故依日照而名之。二是以十二經脈各為陰臟、陽腑所生發，故各依臟腑氣血陰陽之分配而名之。古人以血為陰、氣為陽，其氣血之多寡見於內經《靈樞 · 九針論》、《靈樞 · 五音五味》、《素問 · 血氣形志》、《太素、十卷 · 任脈》各篇中。三則是以十二經脈各分布於人之四肢，故又稱手經或足經。**此《內經》論十二經脈乃經絡系統之主體，故稱十二經脈為「十二正經」。**

6. 十二經脈左右對稱分布於人體之頭面、軀幹和四肢。其中六條陰經分布於四肢的內側和胸腹部，六條陽經分布於四肢的外側和頭面軀幹部。**此為《內經》論十二經脈在人體體表分布之總規律。**

7. 胃經及大腸經在頭之面部，小腸經及膀胱經在頭部之面頰頭頂及後頭部，三焦經和膽經在頭部之兩側。**此為《內經》論十二經脈在人體頭部之分布規律。**

8. 肺經在上肢內側之前緣，心包經在中線，心經在後緣。大腸經在上肢外之前緣，三焦經在中線，小腸經在後緣。胃經在下肢外側之前緣，膽經在中線，膀胱經在後緣，脾經在下肢內側前緣，肝經在中線，腎經在後緣。但在小腿下半部和足背部時，肝經在前，脾經在中線，至內踝上八寸外交叉之後，則脾經在前，肝經在中線。**此為《內經》論十二經脈在人體上肢之分布規律。**

9. 人體腹部自內而外，分別為腎經、胃經、脾經，兩側分別為膽經和肝經，而背部則為膀胱經，**此為《內經》論十二經脈在人體軀幹之分布規律。**

10. 故經脈或上行或下行，形成「脈行之逆順 」，如《靈樞 · 逆順肥瘦》所述。

「手三陰經」從胸走手，「手三陽經」從手走頭，足三陽經從頭走足，「足三陰經」從足走腹。經脈又彼此銜接，陰經交接於胸，陽經交接於頭面，表裡兩經則交接於四肢末端，營氣行於脈中，衛氣行於脈外，氣血周流，如環無端。**此《內經》論經脈之交接與注流。**

綜論之，經絡可形容為粗細不一、大小不同、深淺有別、密密麻麻、內外串流人體脈管、筋肉、骨骼、神經、體液各大系統的能量大網絡。千年以來，經絡並成為一個體現人之一切生理活動，傳遞病理訊息及據此以指導中醫進行醫療和養生的平台，至今仍顛撲不破，確有奇效，今人統稱之為「經絡系統」。

由右頁表中可見：

1. 經絡系統之主體有十二條，即心經、肝經、脾經、肺經、腎經、心包經、三焦經、小腸胃經、大腸經、膀胱經，共十二臟腑生發十二條經脈，叫做「十二正經」。
2. 任、督二脈，衝脈、帶脈、陰維脈、陽維脈、陰蹻脈、陽蹻脈，合稱「奇經八脈」。「十二正經」有如大河暢流，暢流全身；「奇經八脈」彷彿湖泊調節，調節盈虛。

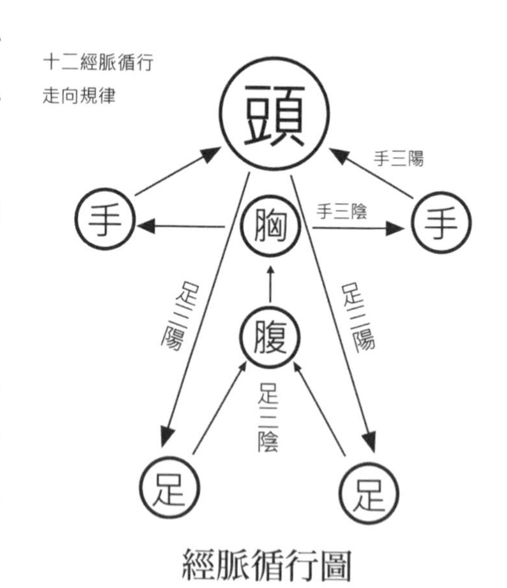

經脈循行圖

3. 十二正經有「離、入、出、合」，叫做「十二經別」，經別是十二經脈的大分支，如大河的大分流。
4. 「十二正經」各別分出一條絡脈，任督二脈也各出一條絡脈，再加「脾之

經絡系統表

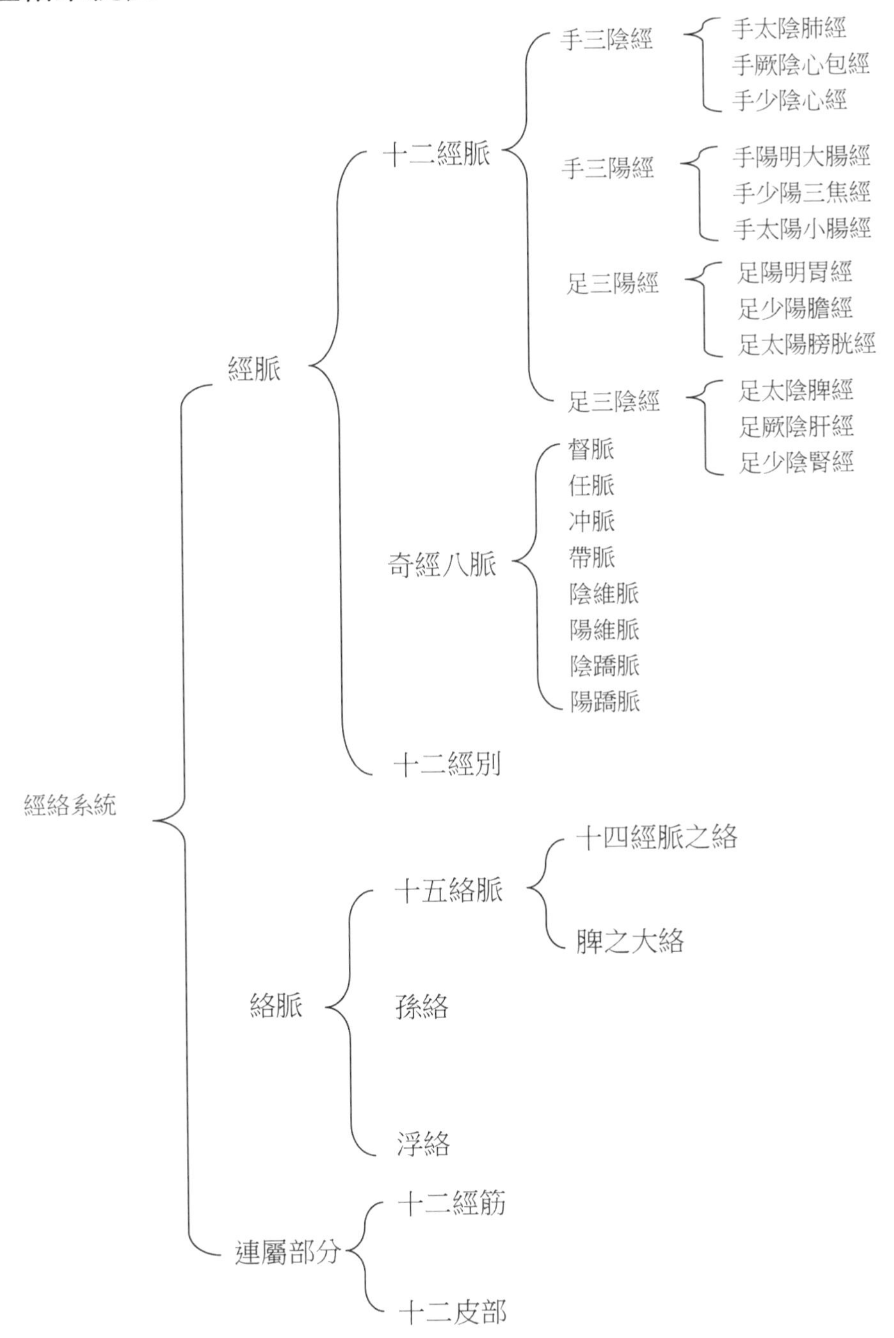
經絡系統
經脈
十二經脈
手三陰經
手太陰肺經
手厥陰心包經
手少陰心經
手三陽經
手陽明大腸經
手少陽三焦經
手太陽小腸經
足三陽經
足陽明胃經
足少陽膽經
足太陽膀胱經
足三陰經
足太陰脾經
足厥陰肝經
足少陰腎經
奇經八脈
督脈
任脈
冲脈
帶脈
陰維脈
陽維脈
陰蹻脈
陽蹻脈
十二經別
絡脈
十五絡脈
十四經脈之絡
脾之大絡
孫絡
浮絡
連屬部分
十二經筋
十二皮部

大絡」，加起來總共十五絡，又稱「十五別絡」。

5. 絡脈愈分愈細小的叫做「孫絡」、浮在體表的叫做「浮絡」。

6. 用「十二經筋」和「十二皮部」連繫外部，「十二經筋」包含「大筋」、「小筋」、「膜筋」與「緩筋」，就是解剖學中所稱的肌肉、肌腱、韌帶、腱鞘、軟組織、關節和部分之神經纖維。

7.「十二皮部」則是脈氣至最淺表的分布，外邪通常由此入裡，所以「十二皮部」可以「察顏觀色、診察施治」。人活著經脈中有脈氣在流動，人死了，生命已經終止了活動，所以查不到經脈。

【重點提示】經絡系統名詞淺簡釋意

經脈——全身氣血運行之主要幹道，包含十二正經及奇經八脈。

絡脈——經脈之分支，遍布全身，聯絡表裏，含孫絡、浮絡，愈分愈細，淺至皮下。

經絡——經脈和絡脈的總稱。在人體內外，深入淺出，溝通氣血，形成能量之網絡系統。

十二正經——經脈主體有十二條：心經、肝經、脾經、肺經、腎經、心包經、三焦經、小腸經、膽經、胃經、大腸經、膀胱經。共十二臟腑生發十二條經脈，稱為「十二正經」。

奇經八脈——督脈、任脈、沖脈、帶脈、陰維脈、陽維脈、陰蹺脈、陽蹺脈，此八脈稱為奇經八脈。

手三陰脈——手太陰肺經、手少陰心經、手厥陰心包經 。

手三陽脈——手太陽小腸經、手少陽三焦經、手陽明大腸經。

足三陰經——足太陰脾經、足少陰腎經、足厥除肝經。

足三陽經——足太陽膀胱經、足少陽膀經、足陽明胃經。

十二經筋——附屬於十二經脈的肌肉系統，經氣輸注於筋肉、關節、韌帶、筋膜。

十二經別——十二正經離合出入別行，深入體腔之支脈。

十二皮部——十二經脈之經氣來到體表之反映區，可以察顏觀色。

十五絡——全身之大絡共十五，十四經各出一絡，加脾之大絡，統稱為十五絡。

胞絡——即胞脈，散布於女子子官，凡經胎產皆有密切關係，亦包括沖任脈在內。

孫絡——絡脈分出去的細小分支。

浮絡——浮至皮下淺表的絡脈。

魚絡——在魚際部的絡脈。

2-3 簡單說穴道

古書上所說「氣穴」、「孔穴」、「腧穴」，皆可稱為「穴道」。如果說，經脈是能量的反應區帶，那麼穴道就是能量的反應點。每一條經脈有無數個反應點，彷彿顯示生命徵兆的小燈泡，閃閃發亮！亮光充足，代表元氣充足；亮光黯淡，代表元氣不夠。但也有那太亮的，代表太過的邪熱；黯淡的，就要補充它；過熱的，就要洩去它。那恰恰好的，就要保養它，維持住它。

所以，穴道不但是生理的反應點，還是病理的反應點，更是恢復健康的平衡點和調節點。

此外，穴道的名字都不是虛設的，每一個穴道都有它的意義。有的和它的功能有關，有的和穴的位置有關，有的取象形，有的用比喻。比如曲池、尺澤、氣海、支溝、後溪、陰陵泉、水泉、湧泉、極泉，比喻脈氣如流水，深入淺出，直行曲折。

又如上星、日月、雲門、豐隆、太乙、太白，如天文星象。神門、內關、地倉、巨闕、志室、聽宮，則象徵建築。大椎、迎香、睛明、頰車，則與生理活動及解剖學有關。醫家可以透過穴道施以針灸、按摩，調節能量，達到「祛邪扶正」的效果，所以穴道很重要。

穴道淺釋

經穴——指十四正經上的穴道。

奇穴——不在十四經上，但由歷代醫家所發現的有效經驗穴。

五輸穴——五條陰經上各有井、滎、輸、經、合五類五個穴位，共計二十五穴、六條陽經，各有六個穴位，即井、滎、輸、經、合再加一個原穴，共計三十六穴，左右兩側共計七十二穴，皆為治臟腑病常用之有效穴。

絡穴——十五絡脈各有一穴位，以用來聯絡經脈。

郄穴——在孔竅或骨隙縫的穴道，亦是氣血深聚之穴，常用於急性病。

背俞穴——在背部反應五臟六腑生理病理之穴。

募穴——在胸腹部反應五臟六腑生理病理之穴。

八會穴——八個有重大機制的穴位，包括氣會膻中、血會膈俞、骨會大杼、筋會陽陵泉、髓會絕骨、脈會大淵、臟會章門、腑會中脘。

阿是穴——按到某穴位，有疼痛反應，呀！就是這裡了，稱之為「阿是穴」。可因人而異，隨症而移，又稱之為「天應穴」。

找穴道

人體的穴位超過千個，這麼多的穴位，一般人恐怕很難全盤記住。坊間也有許多找穴位的書籍，以為只要按圖索驥就行，事實往往很難抓到重點，尤其若實踐在自己身上時，更是容易差之毫釐，謬之千里。看到武俠小說中的點穴高手、歷代的名醫大家，甚至可以閉著眼睛信手拈來，很快地找到穴位，心中總是欣羨不已。其實，找穴道只要技巧熟練，加上人體穴位其實也有跡可循，只要掌握了技巧，要找到正確的穴位並不困難。

簡便取穴

身體的穴位通常是位於關節的凹陷處、骨頭間的連結處或肌肉的邊緣，不過每個人的體質狀況、身高比例不同，位置多少會有些差距，但只要謹記，人體的穴位通常具有對稱性，有時只要找到一個，要找下一個、或另一側的穴位也就容易多了。

其中任脈與督脈，因為位於全身正中線，穴位也比較容易確定，因此也可先將任脈、督脈的穴位先熟記，就可當作兩旁經穴定位的參考依據了。有時，取穴時也可參考體表的標誌，如肚臍、脛骨、小腿股、筋骨凹陷處等，或者也可留意動脈的搏動等，也能幫助自己順利找到正確的穴位。

當然，取穴時，也必須依照穴位的特性與位置，採取不同的姿勢，例如足部穴位適合坐姿、腹部穴為適合站姿等。

同身寸法

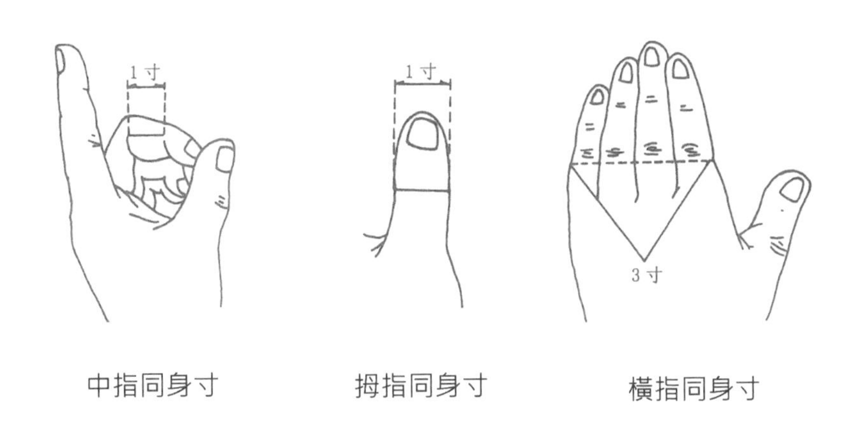

中指同身寸　　拇指同身寸　　橫指同身寸

要穴圖表

十二經脈	原穴	郄穴	絡穴	募穴	井穴	滎穴	俞穴	經穴	合穴	背俞穴
手太陰肺經	太淵	孔最	列缺	中府	少商	魚際	太淵	經渠	尺澤	肺俞
手陽明大腸經	合谷	溫溜	偏歷	天樞	商陽	二間	三間	陽溪	曲池	大腸俞
足陽明胃經	衝陽	梁丘	豐隆	中脘	厲兌	內庭	陷谷	解溪	足三里	胃俞
足太陰脾經	太白	地機	公孫	章門	隱白	大都	太白	商丘	陰陵泉	脾俞
手少陰心經	神門	陰郄	通里	巨闕	少衝	少府	神門	靈道	少海	心俞
手太陽小腸經	腕骨	養老	支正	關元	少澤	前谷	後溪	陽谷	小海	小腸俞
足太陽膀胱經	京骨	金門	飛揚	中極	至陰	足通谷	束骨	崑崙	委中	膀胱俞
足少陰腎經	太溪	水泉	大鐘	京門	湧泉	然谷	太溪	復溜	陰谷	腎俞
手厥陰心包經	大陵	郄門	內關	膻中	中衝	勞宮	大陵	間使	曲澤	厥陰俞
手少陽三焦經	陽池	會宗	外關	石門	關衝	液門	中渚	支溝	天井	三焦俞
足少陽膽經	丘墟	外丘	光明	日月	足竅陰	俠溪	足臨泣	陽輔	陽陵泉	膽俞
足厥陰肝經	太衝	中都	蠡溝	期門	大敦	行間	太衝	中封	曲泉	肝俞

2-4 十二經脈循行圖解

01 手太陰肺經循行圖

〈原文〉

肺手太陰之脈，起於中焦，下絡大腸，還循胃口，上膈，屬肺，從肺系橫出腋下，下循臑內，行少陰、心主之前，下肘中，循臂內、上骨下廉，入寸口，上魚，循魚際，出大指之端，其支者，從腕後直出次指內廉，出其端。

〈語譯〉

手太陰肺經，起始於中焦胃部，向手絡於大腸，回過來沿著胃上口，穿過膈肌，屬於肺臟。從氣管、喉嚨部橫出腋下，下循上臂內側，行於手少陰心經和手厥陰心包經的前面，下行到肘窩中，沿前臂內側橈骨邊緣，進入寸口，經過魚際，沿著魚際的邊緣，出於拇指末端。它的支脈，從手腕後走向食指內側，出食指尖端，與手陽明大腸經相接。

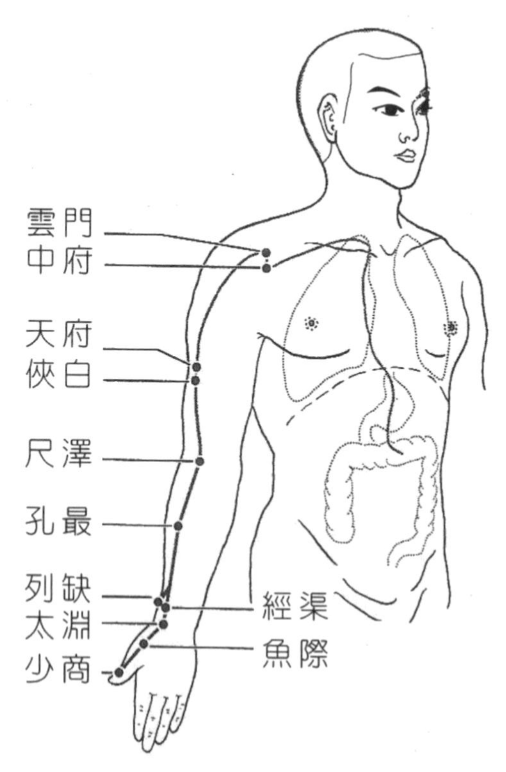

手太陰肺經循行圖

穴位：

1 中府 2 雲門 3 天府 4 俠白 5 尺澤 6 孔最 7 列缺
8 經渠 9 太淵 10 魚際 11 少商

02 手陽明大腸經簡明循行圖

〈原文〉

大腸手陽明之脈，起於大指次指之端，循指上廉，出合谷兩骨之間，上入兩筋之中，循臂上廉，入肘外廉，上臑外前廉，上肩，出髃骨之前廉，上出於柱骨之會上，下入缺盆，絡肺，下膈，屬大腸，其支者，從缺盆上頸，貫頰，入下齒中，還出挾口，交人中，左之右，右之左，上挾鼻孔。

〈語譯〉

手陽明大腸經，始於食指末端，沿食指橈側緣，出第 1、2 掌骨之間，進入姆長伸肌腱和姆短伸肌腱之間，順前臂橈側，進入肘外側，再經過上臂外側前緣，上行至肩部，之後出肩峰部的前面向上走行，和頸部大椎穴交會，後向下入鎖骨上窩，與肺相絡，穿過橫膈，屬大腸。它的支脈，從鎖骨上窩向上走行於頸旁，通過面頰，進入下齒齦，從口中出來後挾行於口旁，在人中部交會，左邊的支脈向右走，右邊的支脈向左走，兩者在同時向上挾行於鼻孔旁，與足陽明胃經相接。

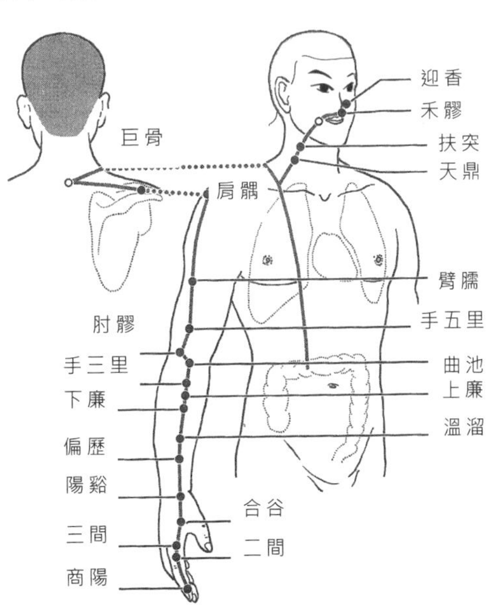

手陽明大腸經簡明循行圖

穴位：

1 商陽 2 二間 3 三間 4 合谷 5 陽谿 6 偏歷 7 溫溜 8 下廉 9 上廉 10 手三里 11 曲池 12 肘髎 13 手五里 14 臂臑 15 肩髃 16 巨骨 17 天鼎 18 扶突 19 禾髎 20 迎香

03 足陽明胃經簡明循行圖

〈原文〉

胃足陽明之脈，起於鼻之交頞中，旁納太陽之脈，下循鼻外，入上齒中，還出挾口環脣，下交承漿，卻循頤後下廉，出大迎，循頰車，上耳前，過客主人，循髮際，至額顱；其支者，從大迎前，下人迎，循喉嚨，入缺盆，下膈，屬胃，絡脾；其直者，從缺盆下乳內廉，下挾臍，入氣街中；其支者，起於胃口，下循腹裏，下至氣街中而合，以下髀關，抵伏兔，下膝髕中，下循脛外廉，下足跗，入中指內間；其支者，下廉三寸而別，下入中趾外間；其支者，別跗上，入大指尖，出其端。

〈語譯〉

足陽明胃經，始於鼻旁，在鼻根交會，會旁側足太陽膀胱經，向下走行，沿鼻外側入上齒槽中，回出挾行於口旁，環繞口唇，向下交會於頦唇溝，退回來沿下頜出面動脈部，再沿下頜角，至耳前，經顴弓上行，順著髮際至額顱中部；它的支脈，從大迎前向下走行，經頸部動脈，沿喉嚨進入鎖骨，穿膈，屬胃，絡脾。

它直行的本脈，從鎖骨上窩向下行走，經乳中，挾臍下行，入腹股溝動脈部；它的支脈，從胃口向下，沿腹內至腹股溝動脈部與前者會合。再下行經過髖關節前面，到股四頭肌隆起之處，下膝髕中，沿經骨外側，下行至足背，進入中趾內側。它的支脈，從膝下三寸處即足三里分出，向下走行，進入中趾外側；另一支脈，從足背分出，進大趾趾縫間，出大趾末端，與足太陰脾經相其接。

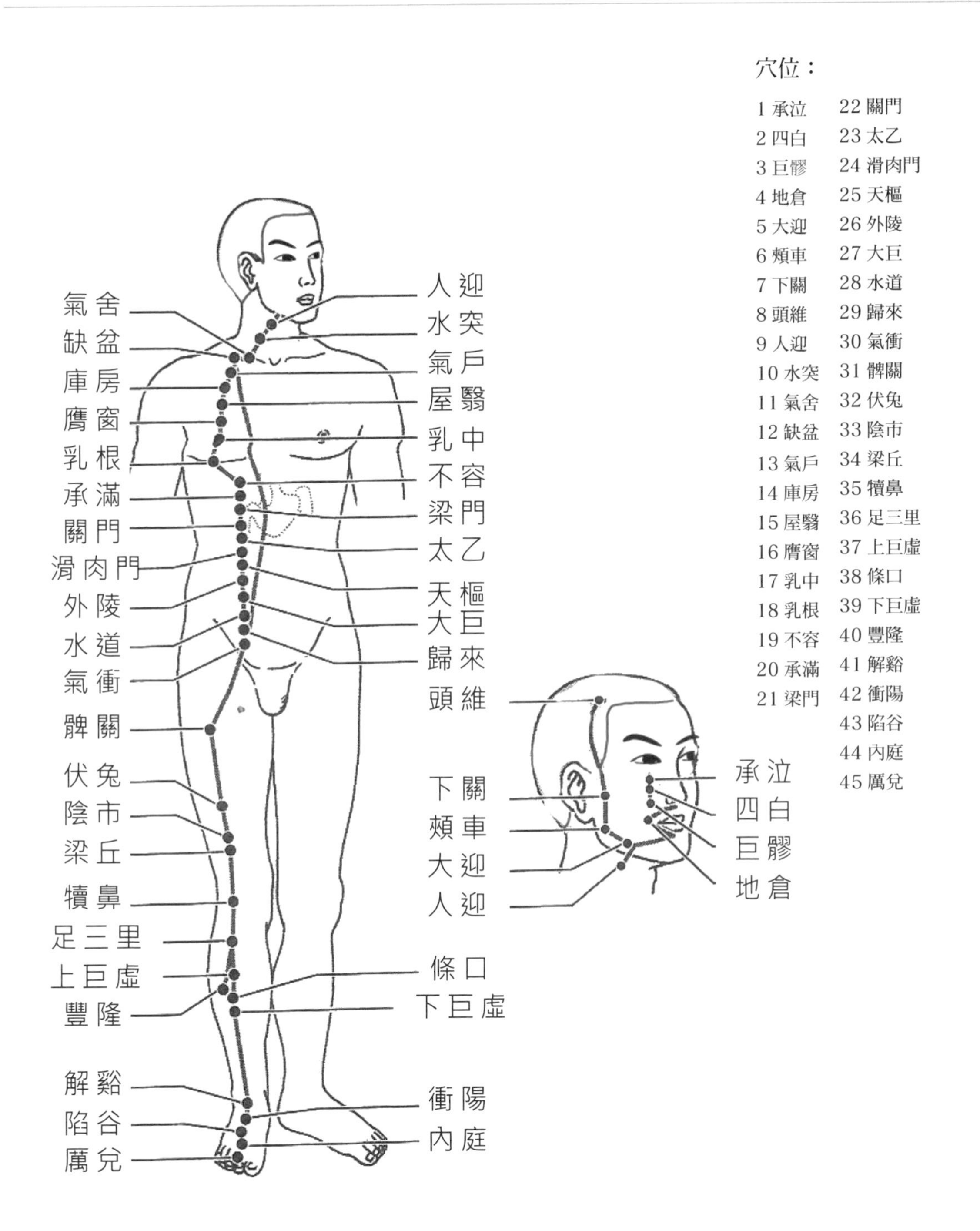
穴位：
1 承泣
2 四白
3 巨髎
4 地倉
5 大迎
6 頰車
7 下關
8 頭維
9 人迎
10 水突
11 氣舍
12 缺盆
13 氣戶
14 庫房
15 屋翳
16 膺窗
17 乳中
18 乳根
19 不容
20 承滿
21 梁門
22 關門
23 太乙
24 滑肉門
25 天樞
26 外陵
27 大巨
28 水道
29 歸來
30 氣衝
31 髀關
32 伏兔
33 陰市
34 梁丘
35 犢鼻
36 足三里
37 上巨虛
38 條口
39 下巨虛
40 豐隆
41 解谿
42 衝陽
43 陷谷
44 內庭
45 厲兌
氣舍
缺盆
庫房
膺窗
乳根
承滿
關門
滑肉門
外陵
水道
氣衝
髀關
伏兔
陰市
梁丘
犢鼻
足三里
上巨虛
豐隆
解谿
陷谷
厲兌
人迎
水突
氣戶
屋翳
乳中
不容
梁門
太乙
天樞
大巨
歸來
頭維
下關
頰車
大迎
人迎
條口
下巨虛
衝陽
內庭
承泣
四白
巨髎
地倉

足陽明胃經簡明循行圖

04 足太陰脾經簡明循行圖

〈原文〉

脾足太陰之脈，起於大指之端，循指內側白肉際，過核骨後，上內踝前廉，上端內，循脛骨後，交出厥陰之前，上膝股內前廉，入腹，屬脾，絡胃，上膈，挾咽，連舌本，散舌下；其支者，復從胃，別上膈，注心中。

〈語譯〉

足太陰脾經，始於足大趾之端，沿大趾內側赤白肉際，經核骨第一骨小頭後，上行至內踝前邊，再上行至小腿內側，沿脛骨之後，交出足厥陰肝經之前，上膝股內側前邊，進入腹部，屬脾，絡胃，穿過橫膈，挾行於食管旁，連舌根，散布於舌下。

它的支脈，從胃部分出，上過橫膈，流注心中，與手少陰經相接。

脾之大絡，穴名大包，位於淵腋下三寸，分布於胸脇。

穴位：

1 隱白 2 大都 3 太白 4 公孫 5 商丘 6 三陰交 7 漏谷 8 地機 9 陰陵泉 10 血海 11 箕門
12 衝門 13 府舍 14 腹結 15 大橫 16 腹哀 17 食竇 18 天谿 19 胸鄉 20 周榮 21 大包

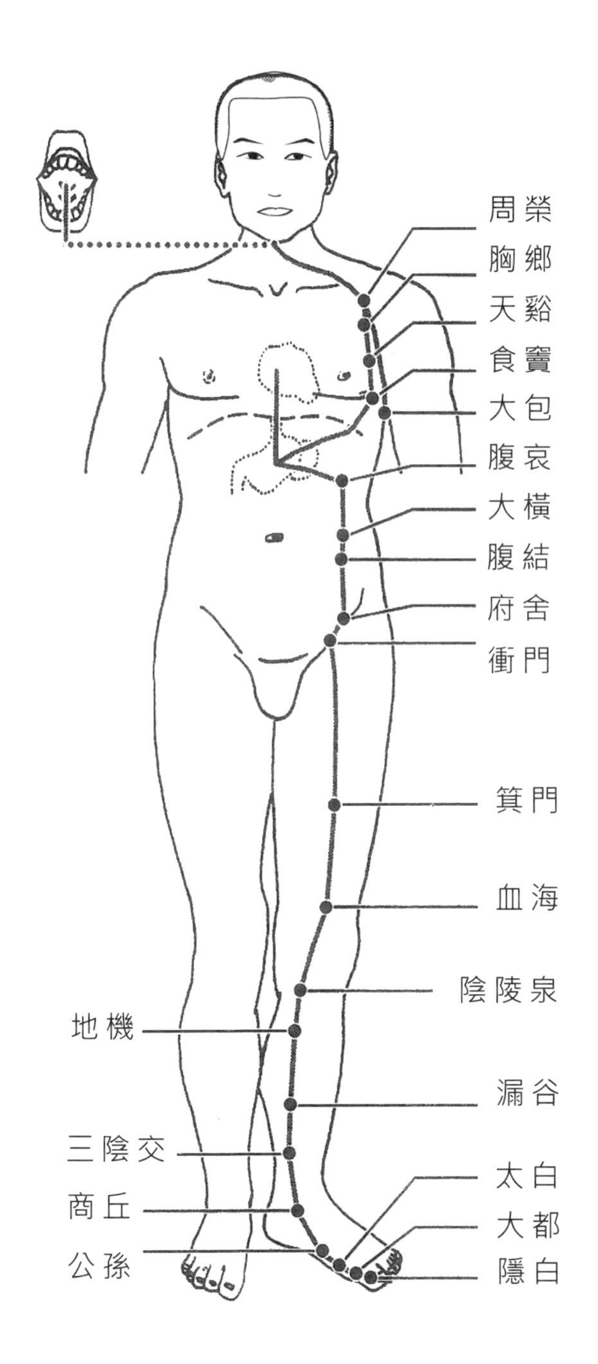

足太陰脾經簡明循行圖

05 手少陰心經簡明循行圖

〈原文〉

心手少陰之脈，起於心中，出屬心系，下膈，絡小腸；其支者，從心系，上挾咽，繫目系；其直者，復從心系卻上肺，下出腋下，下循臑內後廉，行手太陰肺心主之後，下肘內，循臂內後廉，抵掌後銳骨之端，入掌內後廉，循小指內，出其端。

〈語譯〉

手少陰心經，自心臟始，出心臟後屬於心臟的系帶，向下走行，經過膈肌，絡於小腸；它的支脈，從心臟的系帶部向上行走，挾行於食管旁，和眼球內連於腦的系帶相聯繫；它的直行脈，從心臟的系帶向上行走，至肺，再向下走行於腋下出，沿上臂內側後緣，走行於手太陰肺經、手厥陰心包經之後，下向內肘，沿前臂內側後緣，走行至掌後豌豆骨部，再沿掌內後緣和小指的橈側走行，出於小指末端，交於手太陽小腸經。

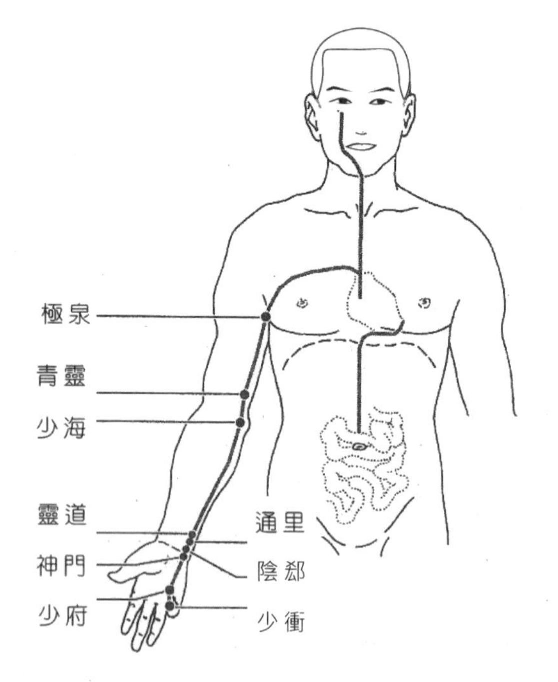

手少陰心經簡明循行圖

穴位：

1 極泉 2 青靈 3 少海 4 靈道 5 通里 6 陰郄 7 神門 8 少府 9 少衝

06 手太陽小腸經簡明循行圖

〈原文〉

小腸手太陽之脈，起於小指之端，循手外側，上腕，出踝中，直上循臂骨下廉，出肘內側兩筋之間，上循臑外後廉，出肩解，繞肩胛，交肩上，入缺盆，絡心，循咽，下膈，抵胃，屬小腸；其支者，從缺盆循頸，上頰，至目銳眥，卻入耳中；其支者，別頰上䪼，抵鼻，至目內眥，斜絡於顴。

〈語譯〉

手太陽小腸經，從小指外側末端開始，沿手掌尺側，向上至腕部，出尺骨小頭部，直上沿尺骨下緣，出於肘內側，經肱骨內上髁和尺骨鷹嘴之間，向上走行沿臂外側後緣，出肩關節部，繞肩胛，交會肩上，進入缺盆，絡於心，沿食管，通過膈肌，到胃，屬於小腸。它的支脈，從缺盆處向上走行，沿頸旁，上向面頰，至外眼角，彎向後進入耳中。另一支脈，從面頰部分出，上向顴骨，靠鼻旁至內眼角，交於足太陽膀胱經。

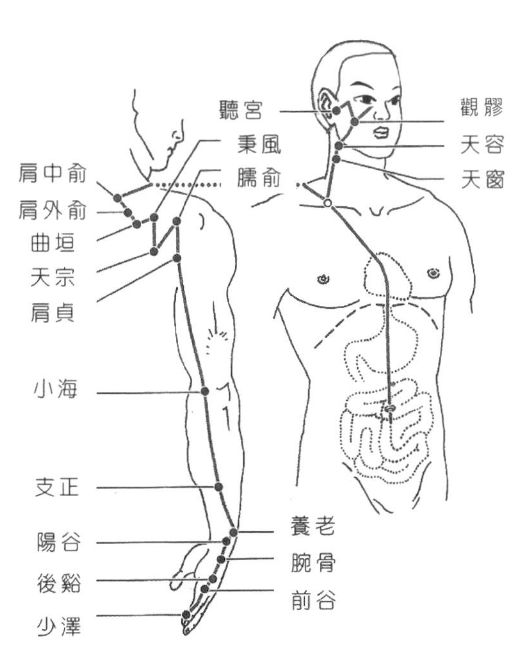

手太陽小腸經簡明循行圖

穴位：

1 少澤 2 前谷 3 後谿 4 腕骨 5 陽谷 6 養老 7 支正 8 小海 9 肩貞 10 臑俞
11 天宗 12 秉風 13 曲垣 14 肩外俞 15 肩中俞 16 天窗 17 天容 18 顴髎 19 聽宮

07 足太陽膀胱經簡明循行圖

〈原文〉

膀胱足太陽之脈，起於目內眥，上額，交巔；其支者，從巔至耳上角；其直者，從巔入絡腦，還出別下項，循肩髆內，挾脊，抵腰中，入循膂，絡腎，屬膀胱。

其支者，從腰中下挾脊，貫臀，入膕中；其支者，從髆內左右，別下，貫胛，挾脊內，過髀樞，循髀外，從後廉，下合膕中，以下貫踹內，出外踝之後，循京骨，至小趾外側。

〈語譯〉

足太陽膀胱經從內眼，向上走行至額部，在頭頂交會。它的支脈，從頭頂分出走行至耳朵上方。它直行的本脈，從頭頂向內與腦相絡，復出頭頂分別下行至項部，再分左右沿肩胛內側，脊柱兩旁，到達腰中，進入脊旁筋肉，絡腎，屬膀胱。

一支脈從腰中分出，挾行於脊旁，穿過臀部，進入膕窩中。另一支脈從肩胛內側分別下行，穿過肩胛，經過髖關節部，而大腿外側後緣下行，在膕窩中會合。由此向下通過腓腸肌，出外踝後方，沿第五跖骨粗隆，至小趾的外側，與足少陰腎經相接。

穴位：

1 睛明 2 攢竹 3 眉衝 4 曲差 5 五處 6 承光 7 通天 8 絡卻 9 玉枕 10 天柱 11 大杼 12 風門 13 肺俞 14 厥陰俞 15 心俞 16 督俞 17 膈俞 18 肝俞 19 膽俞 20 脾俞 21 胃俞 22 三焦俞 23 腎俞 24 氣海俞 25 大腸俞 26 關元俞 27 小腸俞 28 膀胱俞 29 中膂俞 30 白環俞 31 上髎 32 次髎 33 中髎 34 下髎 35 會陽 36 承扶 37 殷門 38 浮郄 39 委陽 40 委中 41 附分 42 魄戶 43 膏肓 44 神堂 45 譩譆 46 膈關 47 魂門 48 陽綱 49 意舍 50 胃倉 51 肓門 52 志室 53 胞肓 54 秩邊 55 合陽 56 承筋 57 承山 58 飛揚 59 跗陽 60 崑崙 61 僕參 62 申脈 63 金門 64 京骨 65 束骨 66 足通谷 67 至陰

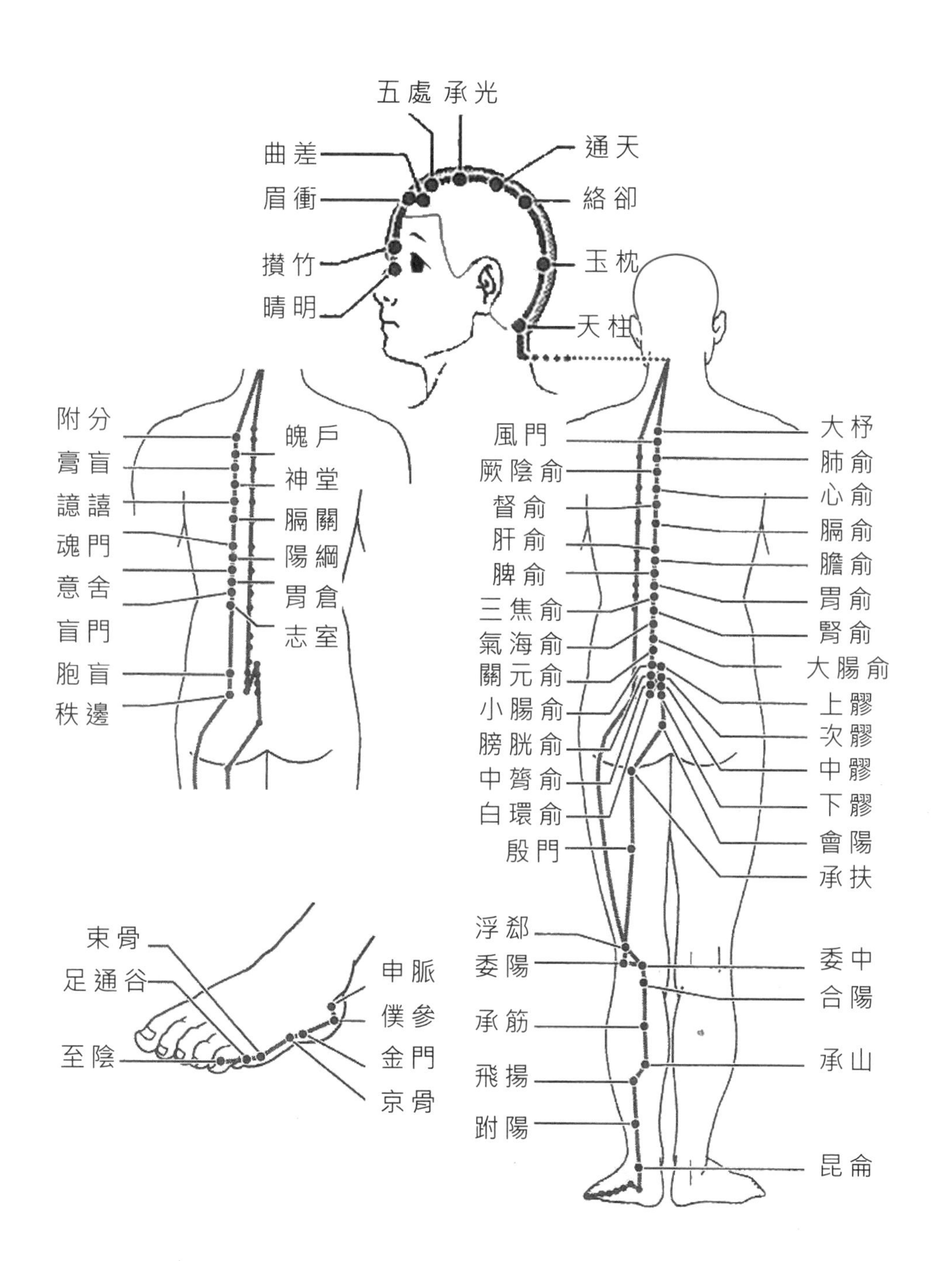

足太陽膀胱經簡明循行圖

08 足少陰腎經簡明循行圖

〈原文〉

腎足少陰之脈，起於小趾之下，邪走足心，出於然谷之下，循內踝之後，別入跟中，以上踹內，出膕內廉，上股內後廉，貫脊，屬腎，絡膀胱；其直者，從腎上貫肝膈，入肺中，循喉嚨，挾舌本；其支者，從肺出絡心，注胸中。

〈語譯〉

足少陰腎經起於足小趾之下，斜行至足心，出於舟骨粗隆下，沿腳踝內部之後，進入足跟，再向上行走於小腿內側，出膕窩的內側，向上走行於大腿內側後緣，通過脊柱，屬於腎臟，聯絡膀胱。其直行的主幹脈，從腎向上通過肝、膈，進入肺，沿著喉嚨，挾行於舌根；它的支脈，從肺出來，聯絡心臟，流注於胸中，與手厥陰心包經相接。

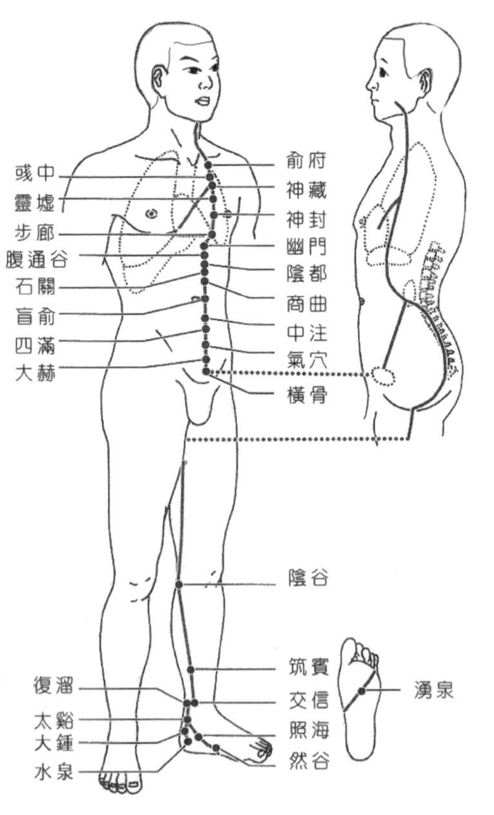

足少陰腎經簡明循行圖

穴位：

1 湧泉 2 然谷 3 太谿 4 大鍾 5 水泉 6 照海 7 復溜 8 交信 9 筑賓 10 陰谷 11 橫骨 12 大赫 13 氣穴 14 四滿 15 中注 16 盲俞 17 商曲 18 石關 19 陰都 20 腹通谷 21 幽門 22 步廊 23 神封 24 靈墟 25 神藏 26 彧中 27 俞府

09 手厥陰心包經簡明循行圖

〈原文〉

心主手厥陰心包絡之脈，起於胸中，出屬心包絡，下膈，歷絡三焦；其支者，循胸出脅，下腋三寸，上抵腋下，循臑內，行太陰、少陰之間，入肘中，下臂，行兩筋之間，入掌中，循中指，出其端；其支者，別掌中，循小指次指，出其端。

〈語譯〉

手厥陰心包經從胸中開始，淺出屬於心包，通過膈肌，歷經胸部、上腹和下腹，和三膠相絡。它的支脈，沿胸內出脇部，在腋下 3 寸處上行至腋下，沿上臂內側走行於手太陰肺經、手少陰心經之間，進入肘中，下行至前臂橈側腕區肌腱與掌長肌腱之間，進入掌中，沿中指橈側出其末端。它的另一支脈，從掌中分出，沿無名指循行，出其末端，與手少陽三焦經相接。

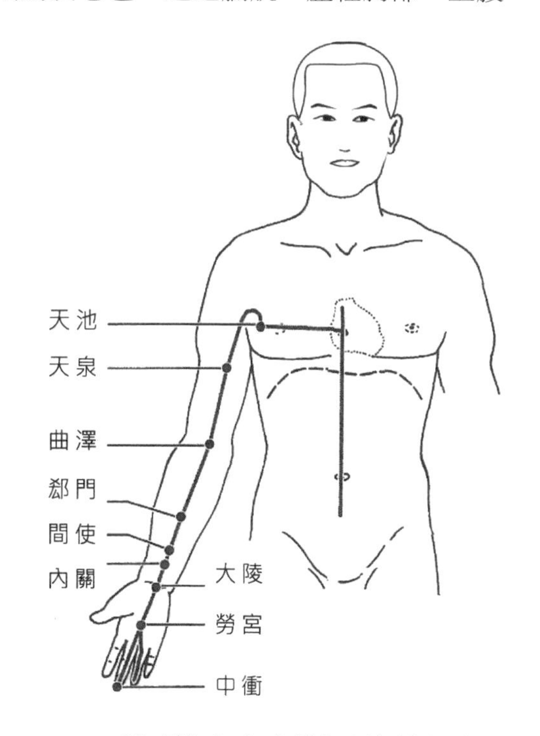

手厥陰心包經簡明循行圖

穴位：

1 天池 2 天泉 3 曲澤 4 郄門 5 間使
6 內關 7 大陵 8 勞宮 9 中衝

10 手少陽三焦經簡明循行圖

〈原文〉

三焦手少陽之脈，起於小指次指之端，上出兩指之間，循手表腕，出臂外兩骨之間，上貫肘，循臑外，上肩，而交出足少陽之後，入缺盆，布膻中，散落心包，下膈，循屬三焦；其支者，從膻中上出缺盆，上項系耳後，直上出耳上角，以屈下頰至䪼；其支者，從耳後入耳中，出走耳前，過客主人前，交頰，至目銳眥。

〈語譯〉

手少陽三焦經，起於無名指末端，上行至小指和無名指之間，沿手背，出前臂伸側尺骨，橈骨之間，上行過肘肩，順著上臂外側上行，過肩部，交並出足少陽膽經之後，入鎖骨上窩，分布胸膈之中，散絡於心包，穿過橫膈，廣泛遍屬於上、中、下三焦。它的支脈，從橫膈上行，出鎖骨上窩，至頸旁，聯繫耳後，向上直走，出耳朵上方，下行至面頰，再到眼眶下。又一支脈，從耳後入耳中，出行至耳前，經過上關前，至面頰，最後至外眼角，與足少陽膽經相接。

穴位：

1 關衝 2 液門 3 中渚 4 陽池 5 外關 6 支溝 7 會宗 8 三陽絡 9 四瀆 10 天井 11 清冷淵 12 消濼 13 臑會 14 肩髎 15 天髎 16 天牖 17 翳風 18 瘈脈 19 顱息 20 角孫 21 耳門 22 和髎 23 絲竹空

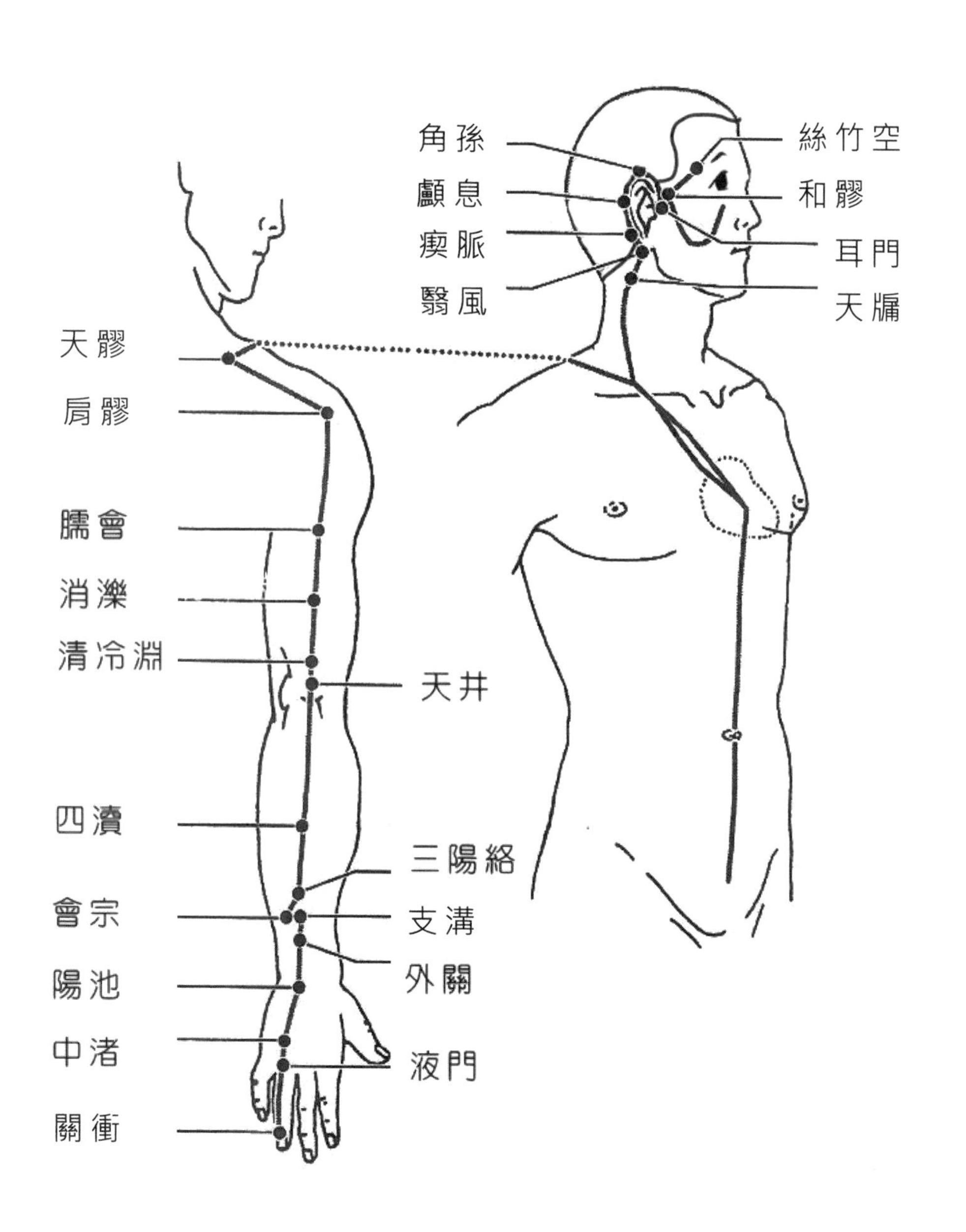

手少陽三焦經簡明循行圖

11 足少陽膽經簡明循行圖

〈原文〉

膽足少陽之脈，起於目銳眥，上抵頭角下耳後，循頸行手少陽之前，至肩上卻交出手少陽之後，入缺盆；其支者，從耳後入耳中，出走耳前，至目銳眥後；其支者，別銳眥，下大迎，合於手少陽，抵於䪼下，加頰車，下頸，合缺盆，以下胸中，貫膈，絡肝，屬膽，循脅裏，出氣街，繞毛際，橫入髀厭中；其直者，從缺盆下腋，循胸，過季脅下合髀厭中，以下循髀陽，出膝外廉，下外輔骨之前，直下抵絕骨之端，下出外踝之前，循足跗上，入小指次指之間；其支者，別跗上，入大指之間，循大指歧骨內，出其端，還貫爪甲，出三毛。

〈語譯〉

足少陽膽經起於外眼角，上行至額角，下耳後，沿頸旁走行於手少陽三焦經之前，至肩上交出手少陽三焦經之後，下入鎖骨上窩。它的支脈，從耳後入耳中，出走耳前，至外眼角後。另一支脈，從外眼角分出，下走下頷角前方，和手少陽三焦經相會，至顴骨，向下覆蓋下頷角部，下至頸部，和前脈在鎖骨上窩處會合。下入胸中，穿過橫膈，絡肝，屬膽，沿脇肋內出腹股溝動脈部，經外陰部毛際，橫行進入髖關節部。它直行的本脈，從鎖骨上窩處下至腋部，順著胸側，過第 11、12 肋部，前脈在髖關節部會合。向下沿大腿外側走行，出於膝外側，下行過腓骨前，直下至腓骨下段，再下至外踝之前，沿足背進入足第 4 趾外側。它的支脈，從足背分出，沿第 1、2 跖骨間，出大趾端，迴轉過來穿過趾甲，出趾背毫毛部，與足厥陰肝經相接。

穴位：

1 丘墟 2 懸鍾 3 陽輔 4 光明 5 陽交 6 外丘 7 陽陵泉 8 膝陽關 9 中瀆 10 風市 11 環跳
12 居髎 13 維道 14 五樞 15 帶脈 16 京門 17 日月 18 輒筋 19 淵腋 20 肩井 21 風池
22 足竅陰 23 俠溪 24 地五會 25 足臨泣

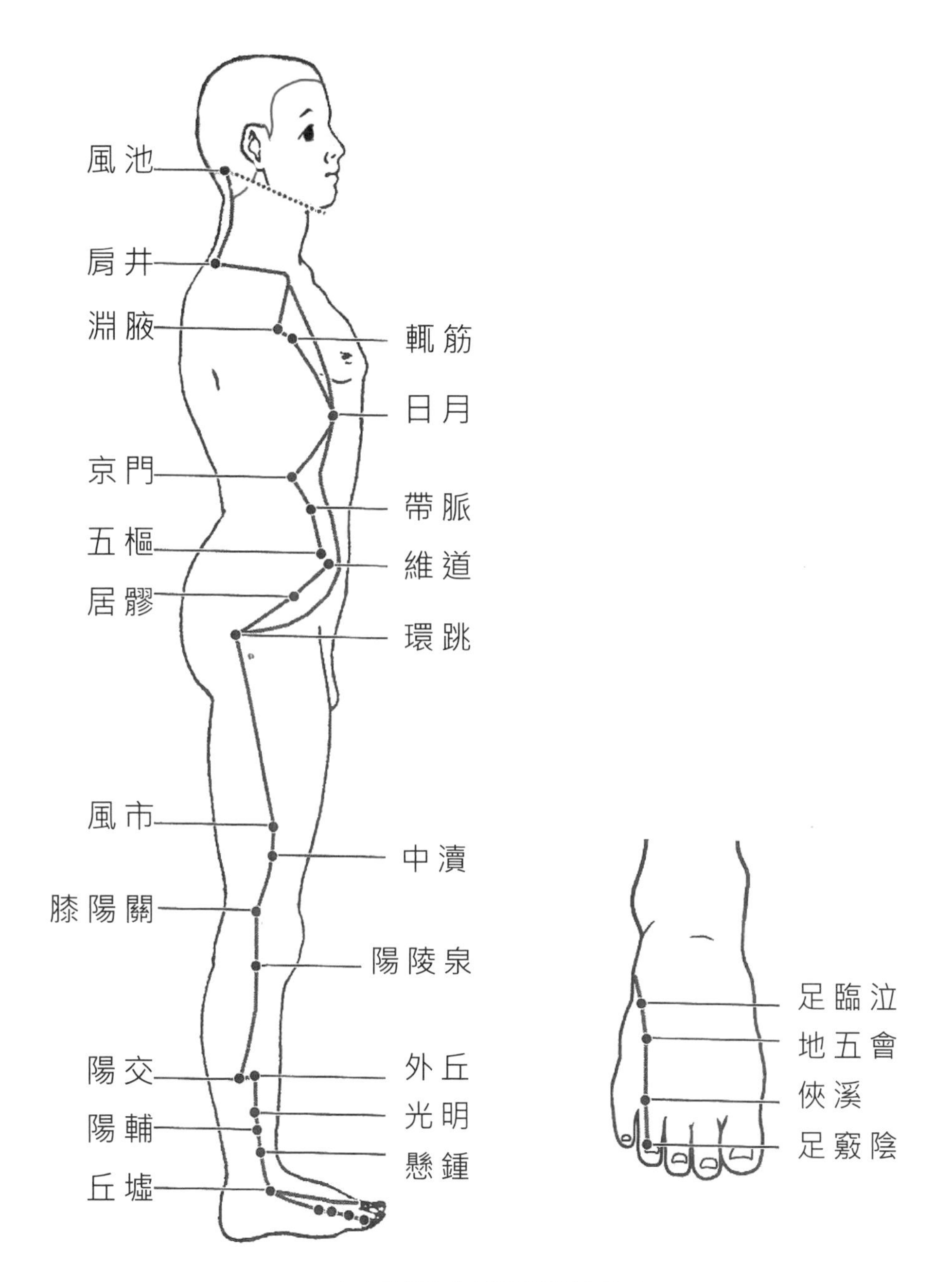
風池
肩井
淵腋
輒筋
日月
京門
帶脈
五樞
維道
居髎
環跳
風市
中瀆
膝陽關
陽陵泉
陽交
外丘
光明
陽輔
懸鍾
丘墟
足臨泣
地五會
俠溪
足竅陰

足少陽膽經簡明循行圖

12 足厥陰肝經簡明循行圖

〈原文〉

肝足厥陰之脈，起於大指叢毛之際，上循足跗上廉，去內踝一寸，上踝八寸，交出太陰之後，上膕內廉，循股陰，入毛中，過陰器，抵小腹，挾胃，屬肝，絡膽，上貫膈，布脅肋，循喉嚨之後，上入頏顙，連目系，上出額，與督脈會於巔；其支者，從目系下頰裏，環唇內；其支者，復從肝，別貫膈，上注肺。

〈語譯〉

足厥陰肝經，始於足大趾背部毫毛外，沿足背向上走行，距內踝前 1 寸處上行小腿內側，距內踝 8 寸處和足太陰脾經相交並出其後，上行至膝膕內側，再沿大腿內側進入陰毛中，環繞陰部，到達小腹，挾行於胃旁，屬肝，絡膽，穿過膈肌，在脅肋部分布，順著氣管後方，上入鼻咽部，與目系相接，上出額，和督脈在頭頂交會。它的支脈，從目系向下走行至頰里，環繞唇內部。另一支脈，從肝分出，穿過橫膈，上行，流注於肺，與手太陰肺經相接。

穴位：

1 大敦 2 行間 3 太衝 4 中封 5 蠡溝 6 中都 7 膝關 8 曲泉
9 陰包 10 足五里 11 陰廉 12 急脈 13 章門 14 期門

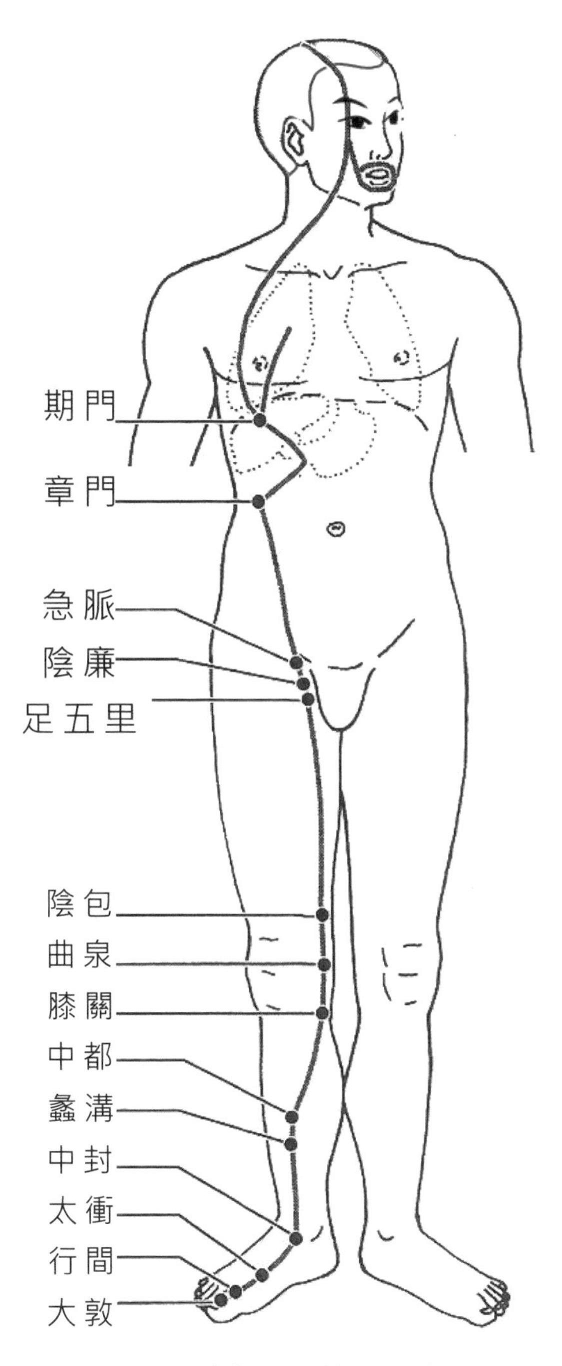

足厥陰肝經簡明循行圖

2-5 奇經八脈循行圖解

01 督脈經循行圖

〈原文〉

起於腎中，下至胞中，下行絡陰器行二陰之間，至尻，貫脊上腦後，交顛，至顖會，入鼻柱，終於人中與任脈交。

〈語譯〉

起於少腹內，出於會陰部，沿著脊柱內部上行至項後風府穴處入腦，上行巔頂，沿著前額下行至鼻柱與上牙齦。前後與任脈、沖脈相通，又與足太陽膀胱經、足少陰腎經相合，聯絡心、腎、腦。

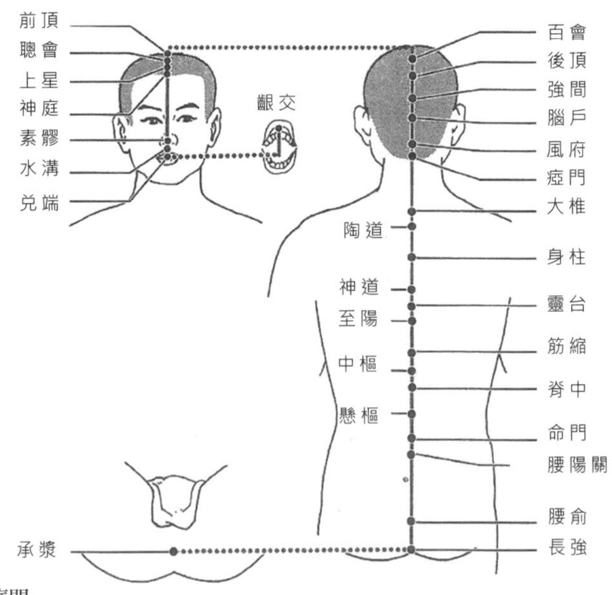

督脈經循行圖

穴位：

1 長強 2 腰俞 3 腰陽關 4 命門 5 懸樞
6 脊中 7 中樞 8 筋縮 9 至陽 10 靈台
11 神道 12 身柱 13 陶道 14 大椎 15 瘂門
16 風府 17 腦戶 18 強間 19 後頂 20 百會
21 前頂 22 聰會 23 上星 24 神庭 25 素髎
26 水溝 27 兌端 28 齦交

02 任脈經循行圖

〈原文〉

起於少腹之內，胞中，出會陰之分，上毛際，循臍中央至膻中，上喉嚨，繞唇，終唇下承漿穴，其支上頤循面入於目與督脈交。

〈語譯〉

經脈循行任脈的巡行路線為，起於少腹，下出於會陰部，向上行於陰毛部，沿著腹內經過關元等穴，抵達咽喉部，再上行環繞口唇，經過面部進入目眶下。其分支，由胞中貫脊，上行於背部。

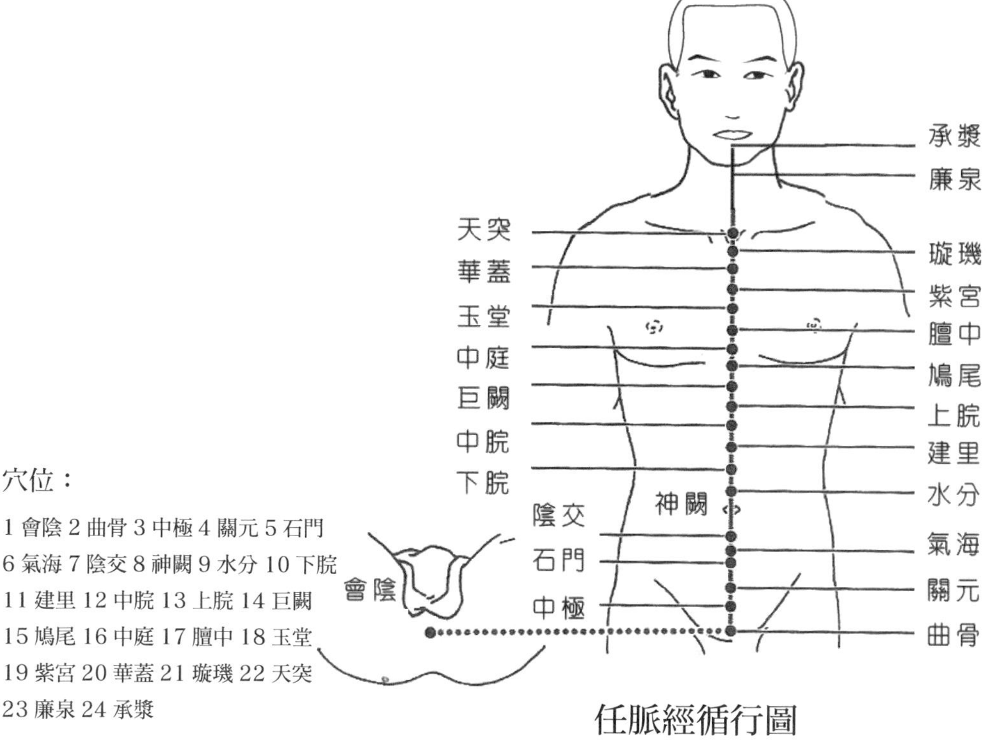

任脈經循行圖

03 沖脈循行圖

〈原文〉

起於少腹之內胞中，上循脊裏爲經絡之海，其浮於外者挾臍左右上行，並足少陰足陽明之脈至胸中而散，上挾咽，別絡唇口。

〈語譯〉

沖脈的循行路線，起於少腹之胞中（男女藏精之所），淺出於氣街部，與足少陰經交會，沿著腹部兩側，上達咽喉，環繞口唇。其內行的支脈，從胞中分出後，向內貫脊，上行於背部。其下行的支脈，輸注於足少陰的大絡，出於氣街，沿大腿內側進入膕窩部，伏行於經骨內側，向下行至內踝的後部而別出，其下行的旁支，並於足少陰經。其行於前面的支脈，伏行出於足背，沿足背進入足大趾間。

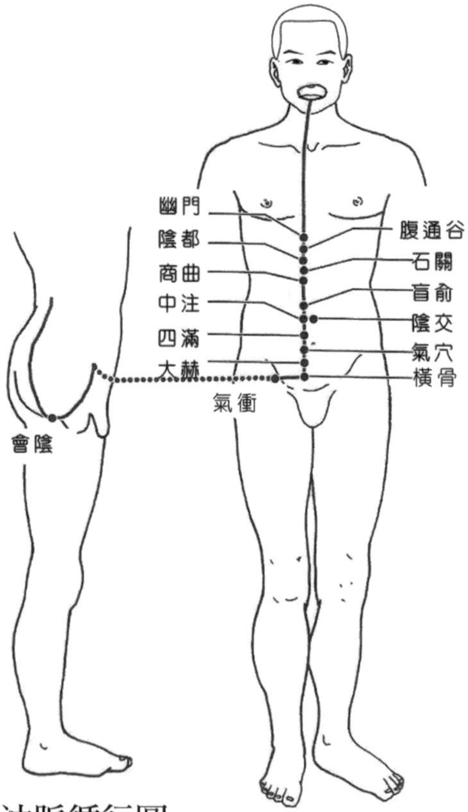

穴位：

1 會陰 2 氣衝 3 橫骨 4 大赫 5 氣穴 6 四滿
7 中注 8 陰交 9 盲俞 10 商曲 11 石關
12 陰都 13 腹通谷 14 幽門

沖脈循行圖

04 帶脈經循行示意圖

〈原文〉

足少陰經循脈上膕，別走太陽經，合腎，當腎十四椎出屬代脈起於季脅，回身一周，前垂至胞中。

〈語譯〉

帶脈的循行路線起於第 2 腰椎，當季脇部的下面，如帶狀環行腰腹一周。

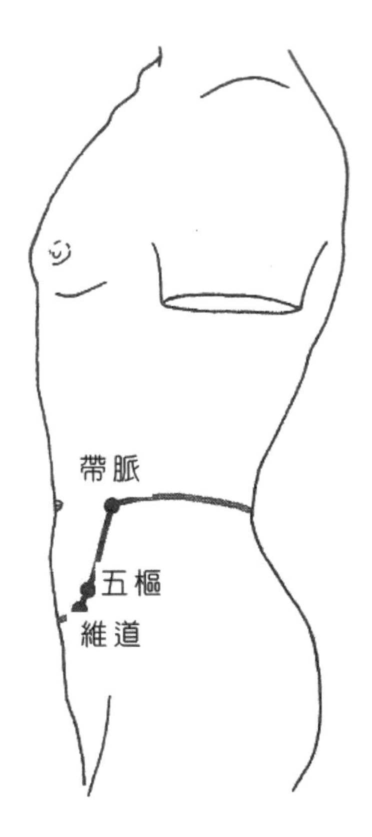

穴位：

1 帶脈 2 五樞 3 維道

帶脈經循行示意圖

05 陽維脈循行圖

〈原文〉

起於足少陰，發足太陽，循足少陽經上行，至髀樞，行背外肩胛上頭，會於督脈。

〈語譯〉

陽維脈的循行路線，起於諸陽交會之處（相當於足太陽、膀胱經穴、金門穴），沿大腿外側上行於髖關節部，再沿脇肋斜向上行，至腋後上肩，再抵前額，復折回到項後風府穴處，與督脈相合。

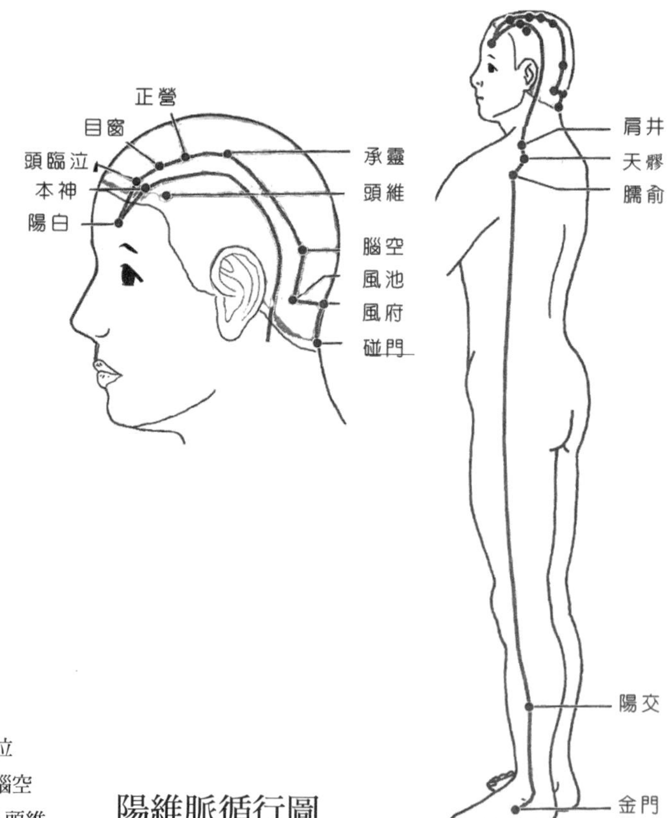

穴位：

1 金門 2 陽交 3 臑俞 4 天髎
5 肩井 6 本神 7 陽白 8 頭臨泣
9 目窗 10 正營 11 承靈 12 腦空
13 風池 14 風府 15 啞門 16 頭維

陽維脈循行圖

06 陰維脈循行圖

〈原文〉

起於足少陽，斜至足厥陰，發足少陰，上股內側，循腹至乳，上結喉至廉泉穴會於任脈。

〈語譯〉

陰維脈的循行路線，起於諸陰經交會之處（相當於足少陰腎經的築賓穴），沿大腿內側上行於腹部，與足太陰經相合，上過胸部，與任脈會合於頸部。

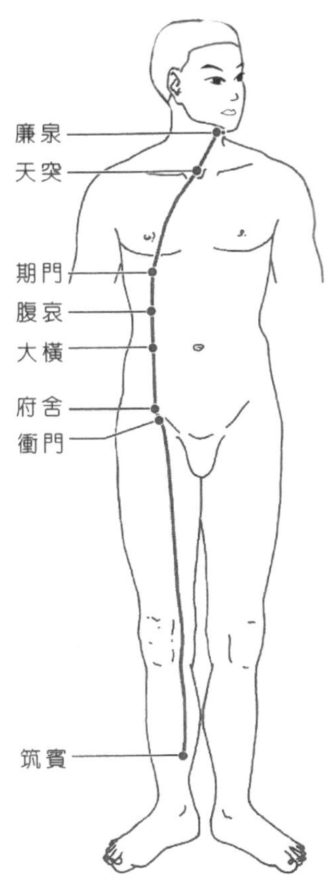

穴位：

1 筑賓 2 衝門 3 府舍 4 大橫
5 腹哀 6 期門 7 天突 8 廉泉

陰維脈循行圖

07 陽蹻脈循行圖

〈原文〉

起於跟中，循外踝，從脇上行，循肩入缺盆，入頸上出人迎之前，屬目內眥，上行下耳後入風池穴而終。

〈語譯〉

陽蹻脈的循行路線，起於足太陽經外踝下的伸脈穴，經外踝上行於大腿外側，上布於脇肋，復上肩過頸抵達口角旁，上入於目內眦，與陰蹻脈會合，再沿著足太陽經上額，入髮際至耳後，與足少陽經會合於風池穴。

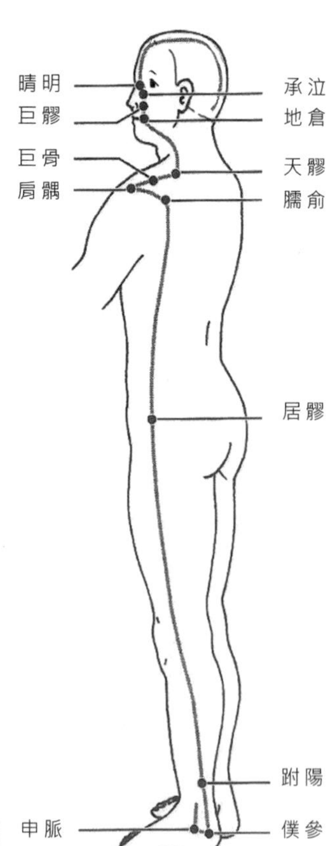

陽蹻脈循行圖

穴位：

1 申脈 2 僕參 3 跗陽 4 居髎
5 臑俞 6 肩髃 7 巨骨 8 天髎
9 地倉 10 巨髎 11 承泣 12 睛明

08 陰蹻脈循行示意圖

〈原文〉

起於跟中，上內踝之上，直上循陰股入陰，上循胸腹，入缺盆，上出人迎之前，入頄，屬目內眥。

〈語譯〉

陰蹻脈循行路線，起於足少陰經內踝下的照海穴，上行於內踝之上，沿大腿內側直上進入陰部，復上行於胸部內側，進入鎖骨上窩，沿喉嚨出人迎之前，經過顴部，到達目內眦，與足太陽經和陽蹻脈會合。

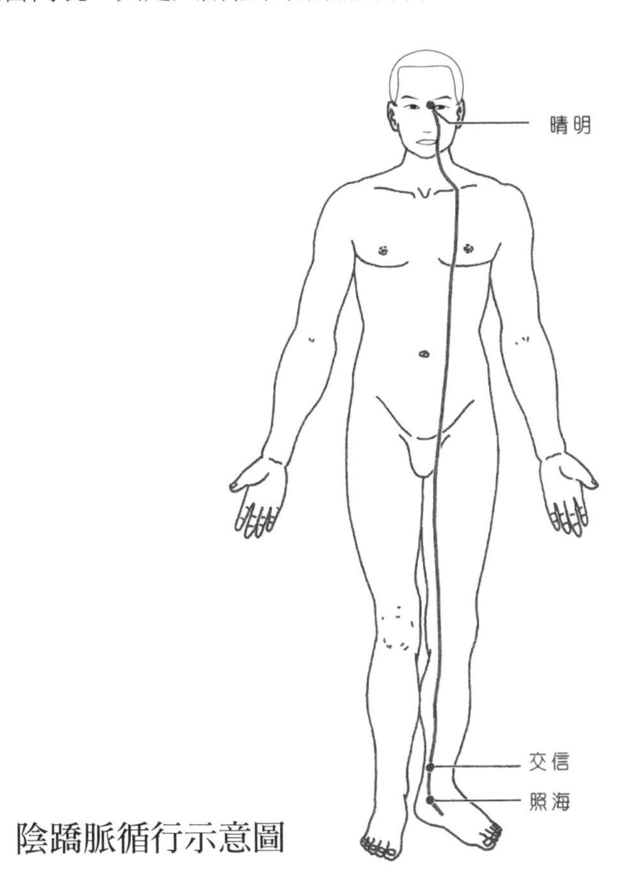

穴位：

1 照海 2 交信 3 睛明

陰蹻脈循行示意圖

2-6督任沖帶四脈論

1. 古人稱學醫者必讀《素問》、《靈樞》、《難經》、《傷寒論》、《金匱要略》，其中《難經》相傳為秦越人即扁鵲所著，與內經相同亦有八十一篇。「難」有疑難與疑問之意，就是把《內經》中講不清楚或講不完整，或者有疑問的篇章提出來，採用問答的方式，再三的論述，並且添加了新意。

其中獨取寸口診脈之法，影響後世甚大。《難經》把四時、五方、五行、臟腑、經絡、官竅、生理、病理、脈數，診候乃至治療的整體觀念加以強化。其中二十二至二十九難，全部在論述經絡，並對「奇經八脈」提出了非常完整的論述。《難經》言簡意奧，歷代醫家註解至少有二十六種以上。

自古被並稱為《內難》的《內經》、《難經》兩經相提並論，足以見其珍貴，本功法之功理亦遵之。

2. 脈有奇常，常脈就是十二正經，奇經則別道奇行，不受正經約束，故曰奇。八脈指的是任脈、督脈、沖脈、帶脈、陰維脈、陽維脈、陰蹻脈、陽蹻脈，此八脈，督脈督於後，為「陽脈之海」；任脈任於前，為「陰脈之海」；沖脈為五臟六腑之海，帶脈束之如帶；陽維、陽蹻附於太陽經，得之太陽之別；陰蹺、陰維附於太陰經，本諸太陰之別。

若十二正經氣血充盛，不足以容，則溢出為奇經，所以奇經可調正經之盈虛。八脈之中，陽維、陽蹻兩派，附於太陽經，行身之背，以太陽統治之。陰維、陰蹻兩派，行身之前，附於太陰，以太陰統治之，故僅特論督任沖帶四脈。

3. 督脈起於腎中，下至胞室，下行絡陰器。循二陰之間，至尻，貫脊，歷腰俞，上腦後，交顛，至聰會，再入鼻柱終於人中，遂與任脈交。

其下至胞室之腎氣，任脈相應之，心胃之血亦下，會於胞中，此為任督相交，心腎相濟，道家稱之為坎離水火交媾。故本功法取百會、大椎、中脘、足三里、神闕、關元、命門、腎俞等諸穴。

4. 任脈起少腹之內，胞室之下，出會陰，上毛際，循臍中央至膻中，上喉嚨，繞唇，終於唇下之承漿穴，遂與督脈交。

督脈在背，總統諸陽曰督；任脈在腹帥領諸陰曰任，故任與督兩脈相交於前後兩陰之間，上則交於唇之上下。督屬先天，任屬後天。先天主氣，後天主血，氣血交合於任督二脈，此為氣血論。督脈屬水，任脈屬火。任脈又屬心，心腎相交，水火既濟，此為水火論皆由於此，足三陰脈在腹部與任脈交聯系左右兩側之陰脈，故對陰經起調節作用，故有通調月經孕育胎兒之功。

5. 沖脈起於少腹之內，胞中，挾臍左右上行，並足陽明之脈，至胸中而散，上挾咽。胞中乃呼吸之根本，亦稱「氣海」。人吐氣，氣從氣海上胸膈，入肺管出喉，循沖脈而上。故「沖為氣街」，凡是一以切氣逆之病，均都打開沖脈治之，胞中又名血海，《內經》云：「女子二七而天癸至，太沖脈盛，月事以時下也。」本功法亦取三陰交血海關元諸穴。任沖衝三脈在女子皆起於胞中，因而有任督沖一源而三岐之說。但應非只有溫潤女子生殖之功效，因女子稱「胞中」，男子則稱「精室」，三脈其實皆起於會陰，故三脈皆通治男女一切生殖系之病。

故本功法命門、腎俞、八髎、血海諸穴，帶脈總束諸經，使不妄行，如人束帶。帶脈貫腎，當屬腎。女子繫胞，全賴帶脈主之，其根結於命門。環腰貫臍，又當屬脾，故脾病之女子帶下病，可取帶脈而治之故。本功法之轉法皆可打開帶脈亦可拍打神闕、關元、三陰交、血海諸穴，以保養帶脈。

督脈在背，總統諸陽，屬先天。任脈在腹，總統諸陰，屬後天。沖脈引諸血而通於胞中，使後天之脾交先天之腎。帶脈繞腰一周，約束氣血，如束帶集中能量不使之散，使先天、後天相交也。故本功法以前俯、後仰、旋轉、環轉之身法，日日而行之，打通此四脈。

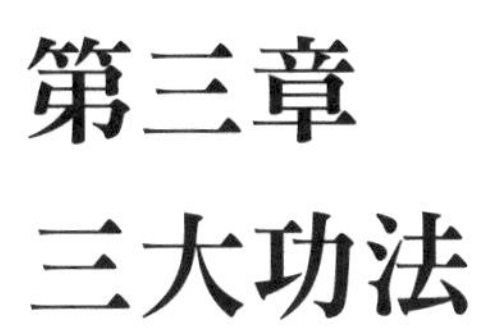

第三章 三大功法

3-1 十八要穴總圖

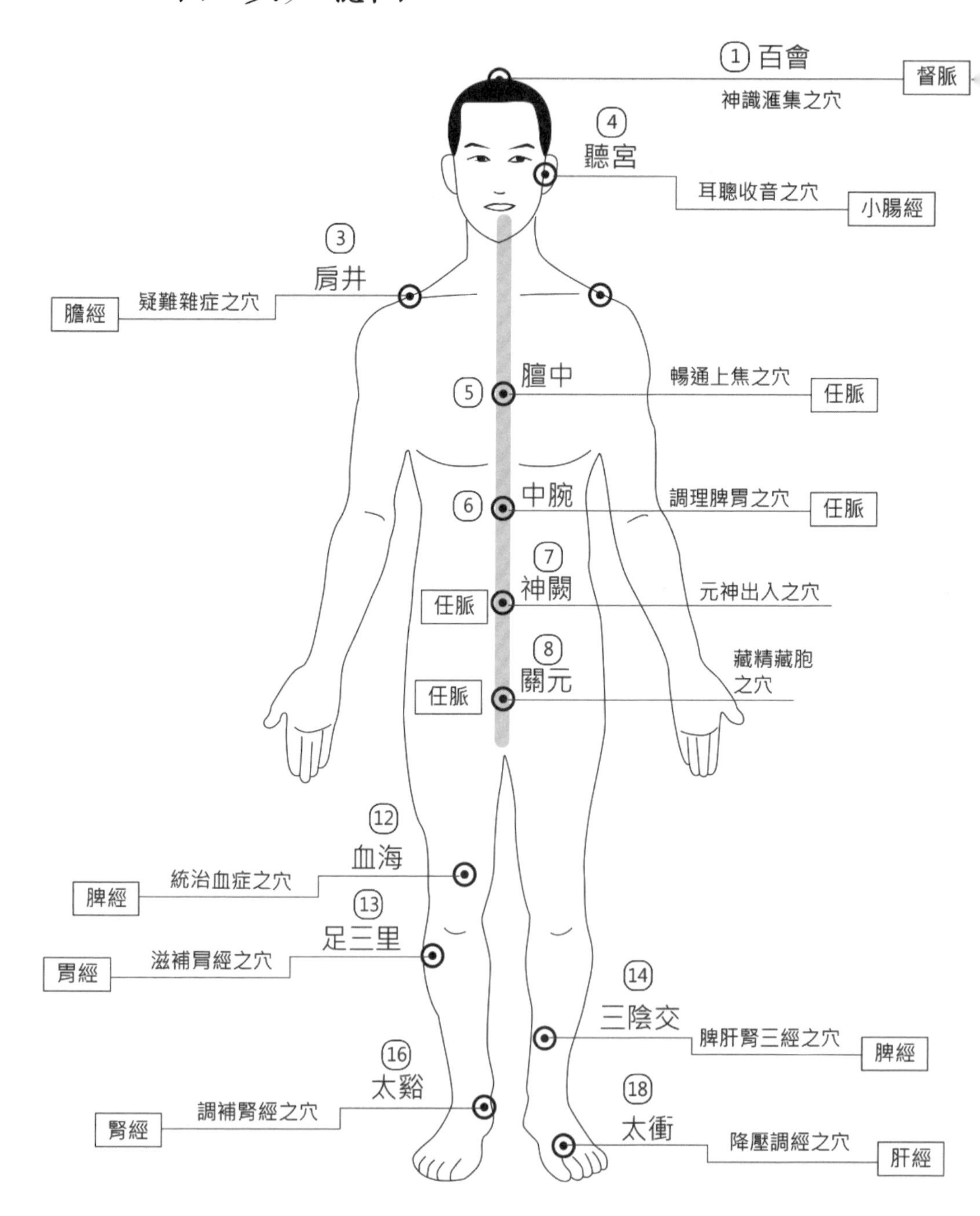
①百會
神識滙集之穴
督脈
④
聽宮
耳聰收音之穴
小腸經
③
肩井
疑難雜症之穴
膽經
膻中
⑤
暢通上焦之穴
任脈
中脘
⑥
調理脾胃之穴
任脈
⑦
神闕
任脈
元神出入之穴
⑧
關元
任脈
藏精藏胞
之穴
⑫
血海
統治血症之穴
脾經
⑬
足三里
滋補胃經之穴
胃經
⑭
三陰交
脾肝腎三經之穴
脾經
⑯
太谿
調補腎經之穴
腎經
⑱
太衝
降壓調經之穴
肝經

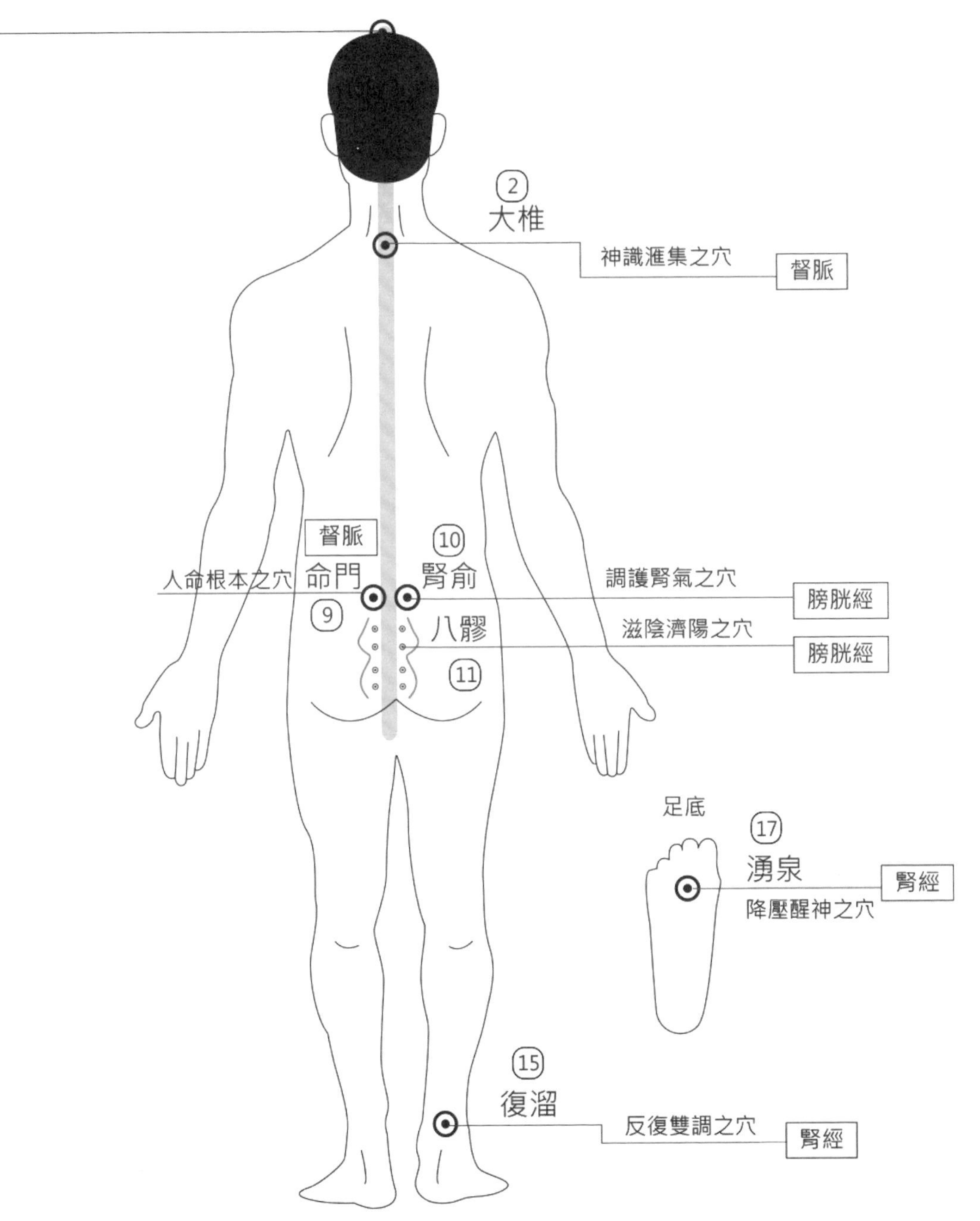
2
大椎
神識滙集之穴
督脈
督脈
10
人命根本之穴
命門
腎俞
調護腎氣之穴
膀胱經
9
八髎
滋陰濟陽之穴
膀胱經
11
足底
17
湧泉
腎經
降壓醒神之穴
15
復溜
反復雙調之穴
腎經

3-2 打通十八要穴的基本功法

一、身法：靜姿與動勢

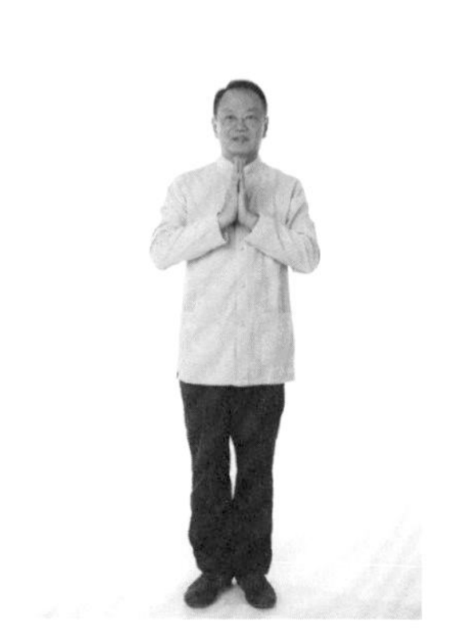

靜姿

雙腳打開與肩同寬，頭頂百會、足立湧泉、肩井對湧泉，大椎伸展，吸氣入氣海，神闕稍鼓，命門腰直，肩頸一鬆，雙手自然下垂。勞宮對風市，全身放鬆，以頂天立地之姿採天地陰陽之氣。

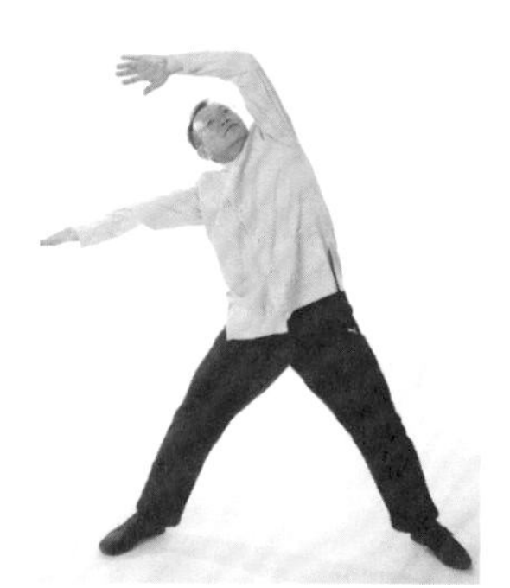

動勢

頭頂百會穴聚神識，頸部大椎穴調陰陽，肩上肩井穴氣可下，立足根在於湧泉穴，前俯任脈神闕穴、後仰督脈命門穴、側轉帶脈穴；沖脈氣冲穴先發動，神闕命門轉太極，手三陰三陽如柳擺。

二、氣法：蓄氣、納氣、導氣、引氣、布氣、聚氣、御氣

1. 蓄氣、納氣：鼻吸清氣，口微張、納氣入膻中，隨中府雲門鬆開，放之入中脘，腹稍凸，氣已存於丹田，此謂之「蓄」與「納」。

2. 導氣：足稍內扣，氣從湧泉起，勁發三陰交，氣至沖門穴、入丹田，運轉如水車汲水。腹稍凹，肩頸鬆，寬胸膈，再輕吸氣。此氣已與上沖之氣交融，如腎水點心火，如明燈自燃，此謂之「導」。

3. 引氣：順前勢，鬆肩放肘，引氣經手三陰脈、手三陽脈，十指稍張，氣已經由太淵陽池兩穴引入勞宮穴。此時手心當微微溫熱，此謂之「引」。

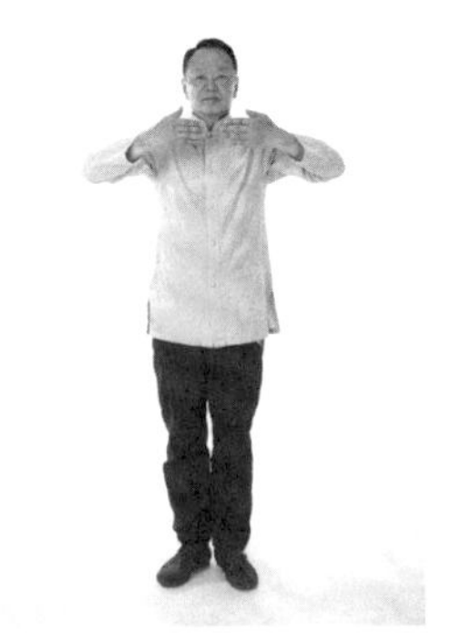

4. 布氣、聚氣 ：十指稍張，氣即散即冷；十指微屈，氣即聚即溫。此時已氣布滿於勞宮穴，並可運至指尖諸井穴，此謂之「布」與「聚」。

5. 御氣：氣既已聚，隨身形之動靜，關節之轉動，手法之巧妙，可放可收。隨時保持下實上虛，以腰為轉樞、以督脈為平衡，無論調力、發勁、運氣，莫不沛然。此時氣已可「御」。

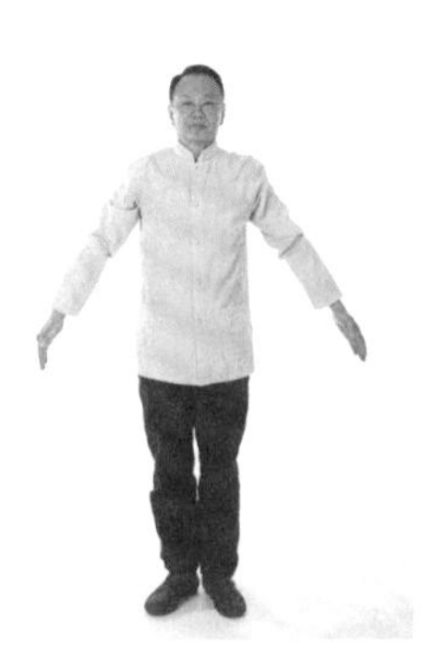

而其「御」當在於「心」，此心則出乎「誠」，而「真心」、「誠意」則皈於「謝謝　本體」。

【貼心提醒】

- 用手掌或手刀拍打穴道，可以依據自我耐痛程度以及時間調整拍打的次數。一般來說，建議每個部位、每一回最起碼的拍打數為52下，如果時間有限，可以減少拍打的穴道，但不可少於36下，否則無法發揮拍打的自療效果，也等於是白費力氣。
- 常用手法包括拍、敲、按、壓、拿、捏、揉、摩、搓

  1.拍敲：為震盪力 2.拿捏：為夾擊力 3.按壓：為滲透力 4.揉摩：為迴旋力
  5.搓：為摩擦力
  手法要點：對症、對位、對穴、深透、持久、柔和、連綿

3-3 打通十八要穴的應用功法

第一穴——百會　神識滙集之穴

精義：穴源自《甲乙經》，乃督脈足太陽膀胱經交會穴，穴在人體最高頂正中之處，頭又為諸陽之會，因此人頭面陽氣大盛、不畏塞冷。道教言：天腦者，一身之宗，百神之會，所以稱為百會穴。以本功法拍百會穴，輕拍可補神、稍用力拍則不泄反提神。

【百會穴】

百會是聚集全身百脈的交會處，人體所有的經脈都在此處匯流，因此被認為是對身體所有疾病最有效的穴道。百會穴屬督脈，位在頭頂，可說是人體的制高點，為治療頭部疾病的總穴，從解剖學來看，此穴是自律神經的中樞位置，因此對於腦溢血、血壓升高、貧血、頭暈等症狀都有療效。

【輔穴】

按摩百會穴時，可搭配四神聰穴同時進行。四神聰穴位於百會穴周圍，取穴點為百會穴前後左右各開 1 寸位置，共有四個穴位所組成，就像四大天王般鎮守四方，故稱為「四神聰穴」。

【取穴】

在左右耳尖直上，在頭頂的正中間連結點，就是百會穴。

【開穴】

雙腳併攏，嘴巴張開，雙手掌心於胸前搓熱後，先以左手掌掌心拍打52下，接著換右手再拍52下。

【效用】

可打開身體所有穴道與經絡，治療頭痛、頭暈、頭重腳輕等症狀，此外也有開竅凝神的功能，可治失眠、神經衰弱、長期憂鬱、情緒不佳等。也可讓失憶的人恢復記憶，對高血壓、中風後失語、鼻塞、流鼻血等都有效。

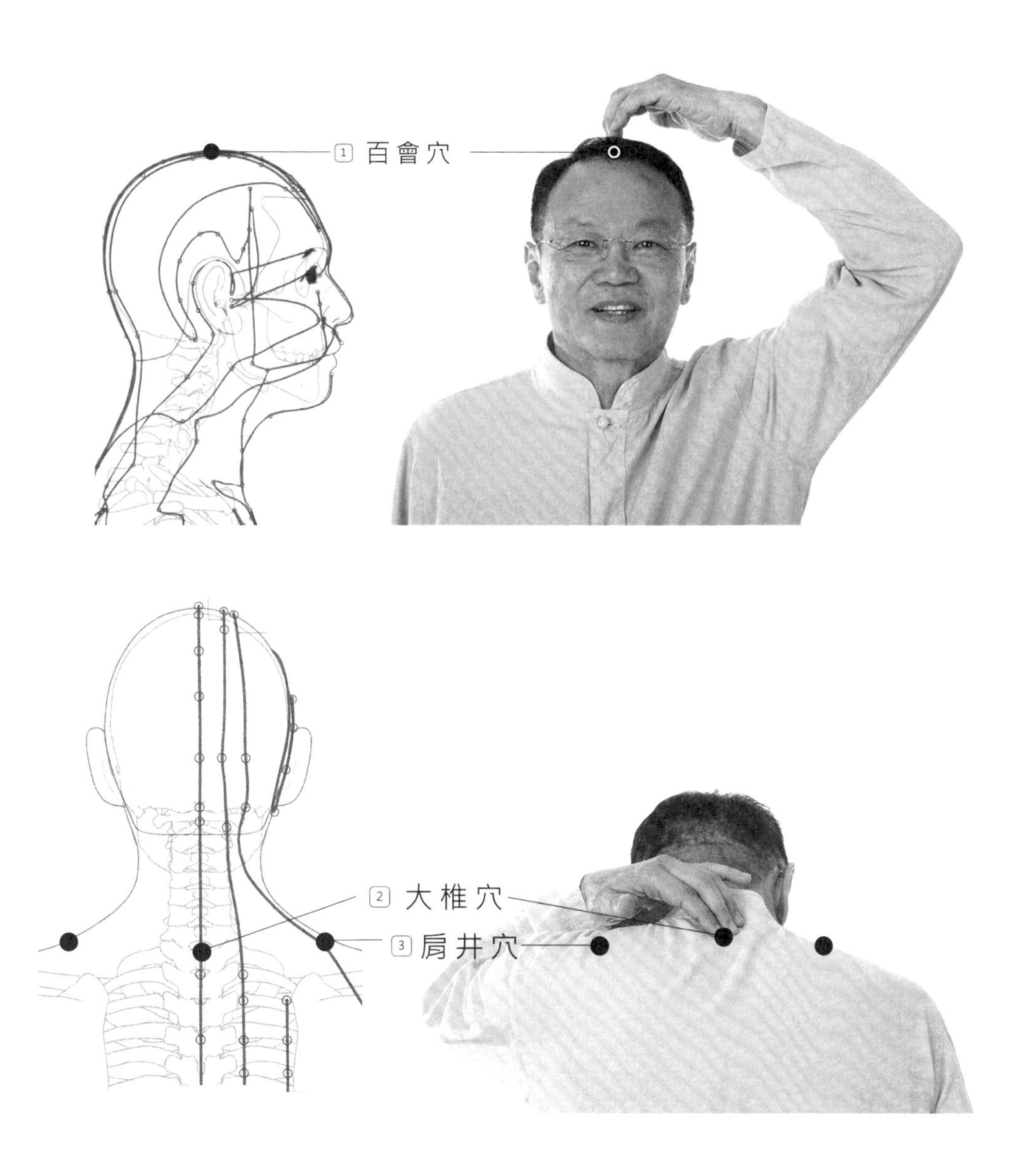
1 百會穴
2 大椎穴
3 肩井穴

第二穴——大椎　陰陽樞機之穴

精義：穴源自素問《氣府論》，穴在第七頸椎下、大節突起，所以說是大椎。背為陽，穴在背極上之處，故為陽中之陽。凡人橫膈膜以上、督脈諸穴之能量皆注於此穴。穴聚督脈與手足三陽脈之能量，故凡冷熱不定、陰陽相爭之症，皆可以本功法拍打而解。

【大椎穴】

漢朝將第一胸椎命名為「大椎」，這個穴道位置就在頸後第一胸椎上的凹陷處。大椎穴屬於督脈，當身體坐正低頭，肩膀保持不動、只動脖子時，可以以手感受到有一處不會隨著扭轉而動的骨頭凹陷處，就是大椎穴。此穴對於有風寒感冒、身體不適引起的高燒，睡姿不正確造成的落枕、頸椎炎、肩頸痠痛、咳嗽、氣喘，甚至濕疹等症狀，都有很好的保健效果。（圖見P.61）

【輔穴】

搭配風府穴、風池穴（對稱）、天柱穴（對稱）進行按摩，效果更佳。風府穴位於頸部、髮線根部正中處直上 1 寸，於頸部與頭部交接的凹陷處；風池穴位於頸部後枕骨下兩側的凹陷處，距離頭部中心線兩指寬（1.5 寸）的距離；天柱穴位於頸部後側中央線正下方凹處，也就是兩側脖頸處一塊突起的肌肉（斜方肌）的外側凹處。

【取穴】

頸後與肩部平齊處有一隆起的骨頭，在該骨頭略上方的凹陷處，就是大椎穴。

【開穴】

雙腳微開、頭部微低，先以左手虛掌拍打52下後，換右手虛掌再拍打52下。

【效用】

低頭拍打可讓血氣流通，脊椎與膀胱經跟著順暢刺激，拍打的效果也較佳。對人體防禦系統有很大的幫助，在預防感冒、偏頭痛、退燒、肩背痛、咳嗽、氣喘、胸悶、中暑、支氣管炎、濕疹、血液性疾病等，有很好的調理與保健作用。

第三穴——肩井　疑難雜症之穴

精義：此穴為足少陽膽經之穴，源自《甲乙經》。穴在肩部凹陷之處，深陷如井，所以說是肩井。穴聚胆三焦胃陽維諸脈之能量，井又有四通八達市井之意，如風行往來交易繁雜，故以本功法拍打肩井，可解疑難雜症，又以風症居多。此穴可下可泄，而足三里可升可補，以本功法搭配拍打，則上下均和可升可降。

【肩井穴】

中醫認為肩井穴可入連五臟，為真氣所聚之處，有「井開四道，而分八宅」的說法，簡單解釋就是四通八達之意。肩井穴屬足膽經經脈穴位，位於環繞肩膀的經水湧泉部位，自古即用來主治肩膀痠痛的用途；一般人只要按壓，都會有舒服的壓痛感，主要是此穴可促進肩部血液循環，放鬆肩背的肌肉緊張，因此，若要消除疲勞、肩頸痠痛的穴位，肩井穴是必壓穴道。

（圖見 P.61）

【輔穴】

肩井穴搭配百會穴、大椎穴，每天持續拍打一至兩次，對現代人因工作忙碌所產生的壓力與緊張有消除作用，也有解憂鬱的效果。

【取穴】

在頸根部至肩膀前端的中央，左右兩肩上的凹陷處，就是肩井穴。

【開穴】

雙腳站直，將右手放在肩膀上，中指位置下方骨頭凹陷處的肩井穴。可用兩手中指指腹，交互向下揉按52下，就會出現痠麻脹痛的感覺。

【效用】

除了可放鬆肩頸的肌肉緊張，舉凡頭重、落枕、眼睛疲勞、中風後遺症、高血壓、耳鳴、手臂疼痛、情緒緊張、五十肩等，都可以此穴為中心按壓，能舒緩且有治療功效。

第四穴—聽宮　耳聰收音之穴

精義：手太陽小腸經之穴，源自《靈樞經》刺節真邪篇。本穴位在小腸三焦胆三經之交會，穴在面部耳屏前張口時凹陷處取之。宮指聲音能量聚集之處，開之可幫助耳朵聆聽到聲音，所以說是聽宮。聽宮、聽會、耳門和翳風，這四穴都在耳前，以本功法揉按聽宮穴，則四穴均通。

【聽宮穴】

當有耳朵疾病時，最先想到的穴道就是聽宮穴。聽宮穴就如其名，掌管聽力的所有問題，包括耳鳴、重聽、聽力障礙、中耳炎、外聽道發炎等都有幫助。

本穴屬手小腸經經脈穴位，位置在耳屏的前方的凹陷處，按摩時必須張口才能得氣。此外，由於聽宮穴的解剖位置下方為顏面神經即三叉神經，因此若按壓此穴，對臉部麻痺、顏面神經麻痺、頭痛、眼力衰退等症狀也都可改善。

【輔穴】

聽宮穴旁有耳門、和膠、聽會等，在此四穴周圍進行震動彈打，可達到更好的治療效果。耳門穴位於耳前，在耳珠上方稍前的缺口中，也就是聽宮穴上面和髎穴位於耳門前上方，在與耳廓跟平行位置之上、顳淺動脈的後緣，可於鬢髮後緣的動脈搏動外來取穴；聽會穴則位在耳珠前方的上下側。

【取穴】

在耳朵前方軟骨（耳屏），接近下顎關節，張口時會出現凹陷，該凹陷的中央處就是聽宮穴。

【開穴】

張開嘴巴，以雙手中指按摩該穴位位置36下。

【效用】

對於失聰、重聽、耳鳴、中耳炎、顏面神經痛、頭暈目眩、失聲、牙齒痛、心腹痛等都有不錯的效果。

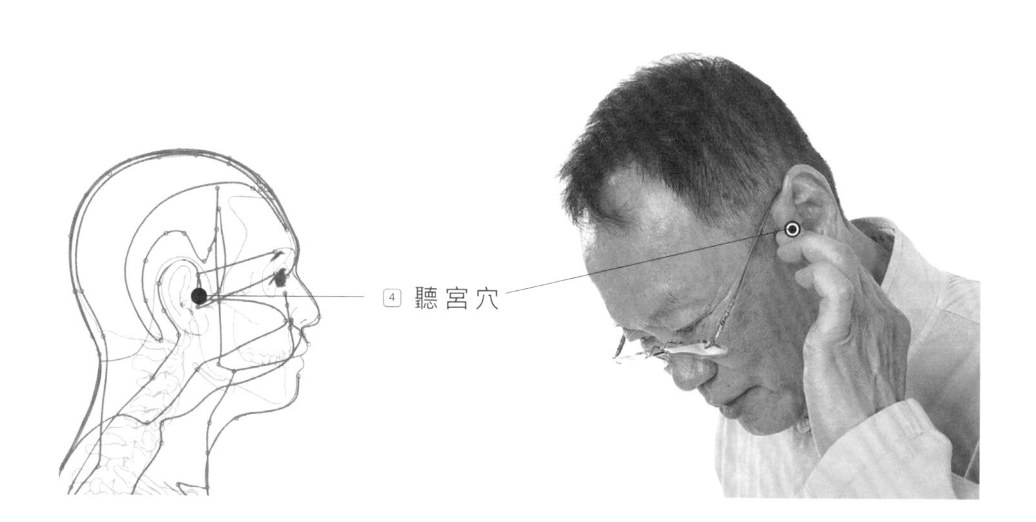

第五穴——膻中　暢通上焦之穴

精義：穴源自《靈樞 · 根結》，乃任脈穴，此穴又為心包絡之募穴。任脈、脾胃、腎、小腸與三焦諸經之會穴。該穴位在兩乳中間，膻中包在心的外圍，保護心又代心輸佈能量。穴在胸膜之中，所以稱膻中。凡一切氣病都可以治，故膻中為氣會，又稱上氣海，以指輕刷天突可解氣脹，引氣呃出。刷膻中、玉堂、華蓋至鳩尾穴，可調一切心症氣症。

【膻中穴】

黃帝內經《靈樞經・脹論》說：「膻中者，君主之宮城也」意指此穴的重要性。屬於任脈的膻中穴位於兩乳之間的正中處，可說是匯集人體中氣的主要穴位。按摩此穴可調氣降逆，對全身上下的氣有調和作用，因此多用來改善，或治療氣喘、支氣管炎、胸悶、心悶痛等症狀，也對氣短、無力、產後虛弱或增加泌乳激素等有實質的幫助。從中醫臨床的經驗看，若按壓此穴出現壓痛感，就有可能是狹心症快發作前兆，這時施以刺激可減輕疼痛、改善症狀。

【輔穴】

若以膻中穴為中心，還可搭配玉堂穴、紫宮穴及天突穴，對治療氣喘、咳嗽等更具療效。玉堂穴位於膻中穴上方，平第三肋骨處；紫宮穴則位於平第二肋骨處；天突穴位於頸前正中線、胸骨上端的凹陷處。

【取穴】

在胸部正中線、兩乳頭的正中間（即平第四肋骨處）。

【開穴】

正坐，雙手以虛拳敲打各52下，有心臟疾病者不宜敲太大力。

【效用】

對於心悸、呼吸不順暢、咳嗽、氣喘、胸悶、產後血虛、乳汁分泌過少等症狀，都有幫助。

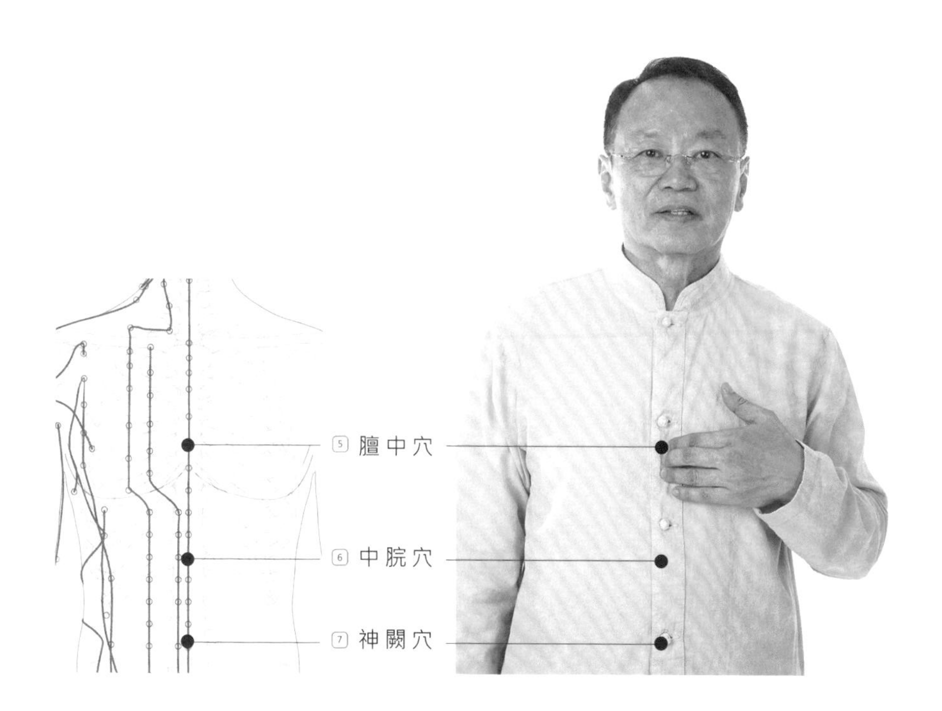

第六穴——中脘　調理脾胃之穴

精義：穴源自《靈樞 · 根結》，為胃募穴、腑會、任脈、手太陽小腸經、足陽明胃經之交會穴，中為方位，脘指本穴在胃腑之中，因此名為中脘。《靈樞經 · 脹論》：胃者太倉也；《難經 · 四十五難》：腑會太倉。太倉即本穴，此穴是治理腸胃疾之名穴。本功法揉腹功以神闕為中心，順時鐘揉，擴及上下腕諸穴治一切腸胃疾。

【中脘穴】

中脘穴屬三焦之一，主掌消化吸收，是中焦的主治穴位，同時也對上焦與下焦有作用。中脘屬任脈，位於上腹部約肚臍上方 12 公分處，這個位置剛好是胃幽門部，因此對攸關胃部的各種疾病如胃痛、胃炎、胃下垂、胃酸過多、消化性潰瘍、消化不良、腹瀉、便秘等症狀，都可利用此穴進行治療。

此外，臨床上對於治療肥胖、啤酒肚等新陳代謝疾病，也多以中脘穴為主，若以針灸方式，可改變胃腸蠕動、胃液分泌、調節空腸黏膜皺壁的功效。（圖見 P.67）

【取穴】

在肚臍與胸骨劍突（即為心窩）的中點處，就是中脘穴。

【開穴】

平日保養可用雙手虛掌輪流敲打各52下，若本身就有腸胃方面的問題，不建議敲打過重，宜循序漸進。

【效用】

對於胃部方面的一切疾患都有改善與治療的效用，包括消化不良、下痢、便秘、嘔吐、肥胖、啤酒肚，甚至針對蕁麻疹、目眩、耳鳴、欲增強精力等都有幫助。

第七穴——神闕　元神出入之穴

精義：任脈穴，穴源自《素問 · 氣穴論》，原名臍中形容具體而清楚《外台祕要》始稱「神闕」，屬任脈穴。人之臍帶雖於初生時已斷，但先天之氣猶存，所以本穴為元神出入之通道。闕乃門開兩邊，中間形成一道出入之口，故名神闕。《道藏》指出，神者變化之極。而五臟中心藏神、腎藏志，所謂心腎相交，神志清楚，故此穴可回陽救逆，又可暢通腸胃。

【取穴】

肚臍窩正中央，就是神闕穴。

【開穴】

以雙手為陰陽（右手為陽置下、左手為陰置上），用虛掌順時針敲打神闕穴52下，切忌過於大力。

【效用】

對於腹部不適、腹瀉不止、急慢性腸炎、水腫、中風、中暑，以及因血瘀滯留或寒冷引起的腹痛有改善效果。

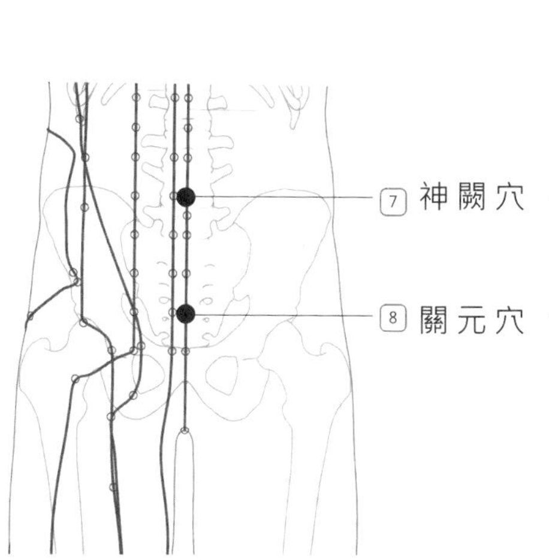

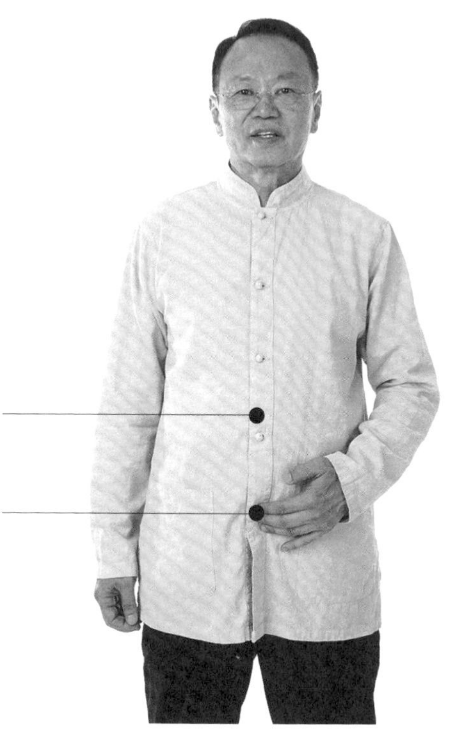

第八穴——關元　藏精藏胞之穴

精義：穴源自《靈樞 · 寒熱病》，任脈、足三陰經交會穴，小腸之募穴、關閉藏元氣之始，易乾，大哉乾元 天氣也。此穴男藏精、女藏胞，穴在臍下三寸，為丹田之所在，呼吸之門，真元發生之重要穴。《醫經精義》指，元者是元陰元陽交關之穴，故名關元穴。本功法拍此穴，可壯陽氣、滋陰血。

【關元穴】

關元穴位在肚臍下方，該穴位被認為是腎氣停駐之處，且肚臍下的丹田儲存著全身的精氣與活力，因此包括精力減退、過於消瘦、高血壓、失眠等症狀，都以此穴來做治療極為有效。關元穴屬任脈，為小腸的募穴，中醫認為此穴為「男子藏精、女子續血」之處；在中國醫典記載，灸關元能扶陽固脫，對男性及女性的性器疾病的治療上，也有相當的幫助。此外，清代醫書《神灸經論》中也提及，以艾草灸關元穴可治療脫症（休克、虛脫），恢復陽氣，是保命的重要穴位。

【取穴】

腹部正中線，肚臍下3寸位置。

【開穴】

雙手以虛掌輪流敲打各52下。

【效用】

對全身虛脱、休克、陽痿、早洩、月經不順、頻尿、不孕等有效，同時也可改善腹瀉、腹痛、痢疾、尿路感染等。

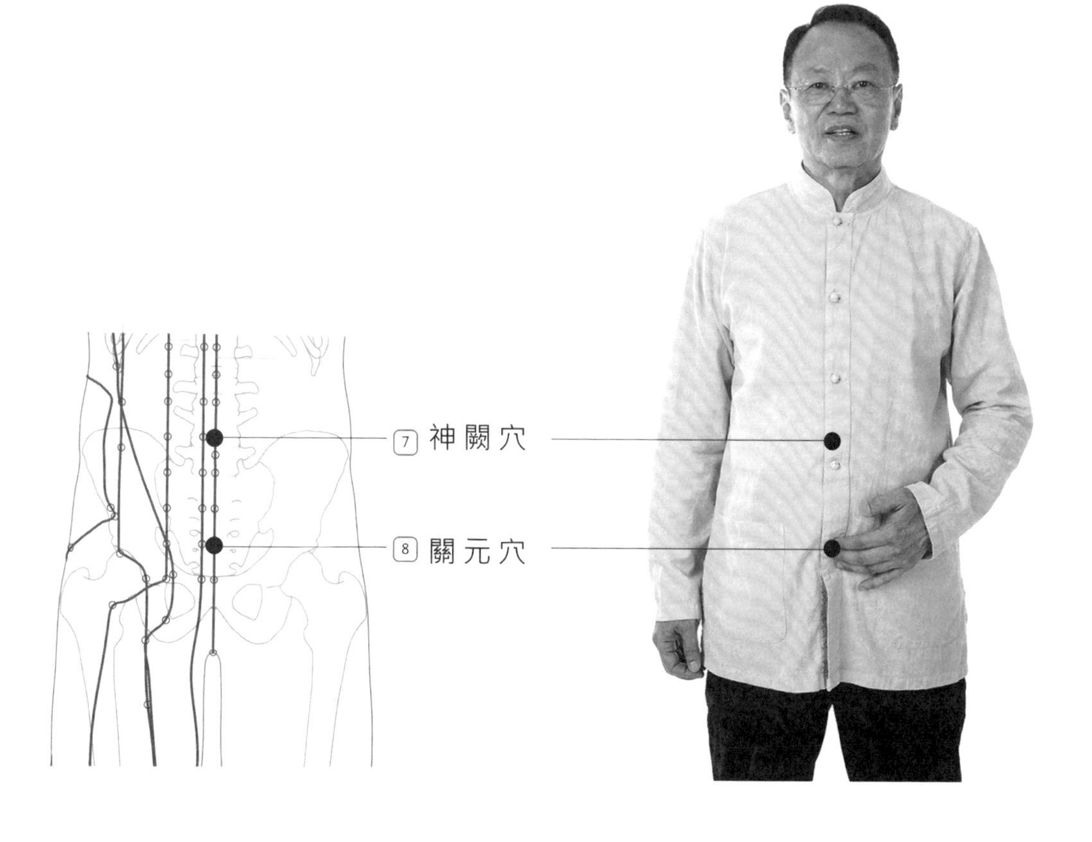

第九穴——命門　人命根本之穴

精義：穴源自《甲乙經》，督脈穴位在腰部後正中線第二腰椎棘突下凹陷中。中醫以兩腎之間為生命之門，故名命門。督脈由本穴通腎經，經腎俞入內臟分屬兩腎，道教稱命門為下丹田，範圍涵蓋氣海、關元、神闕等四穴。均為生氣之源、呼吸之門、臟腑之本。

【命門穴】

命門掌管先天之氣，別名為「命之門」，表示此穴位與人的生命力中樞關係密切。它位於腎俞中間，古籍《難經》中指出：「腎間動氣者，生命之本也。」是與腹部的任脈神經相對應。

命門穴屬督脈穴位，位置與腎相近，可說是體溫的根本，與人天生的體質、體力有關，在臨床上經常用來改善或治療虛弱體質或腰痛等症狀，其他包括婦女常見的生理異常、白帶過多、子宮肌瘤等症，只要長期按摩刺激，可達不錯的效果。

曾有科學家研究，當刺激命門穴時，可以同時活化腦下垂體的腎上腺皮質系統與交感神經的腎上線髓質系統，對於增強免疫力、預防病菌入侵體內、加強傷口癒合等，都很有好的效果。

【輔穴】

若與神闕穴合用，可以補先天之不足，並且能迅速恢復體力精神。施行時可視左手為陽、右手為陰，讓左手敲命門、右手敲打神闕穴 52 下，接著換手敲打 52 下，效果更佳。

【取穴】

命門穴位於腰部後面的正中線上，也就是第二、第三腰椎棘突間。若身體站直，從肚臍沿水平畫一環繞身體一圈，命門就在後背正中與肚臍周線的交會處。

【開穴】

雙手以虛拳方式敲打各52下。

【效用】

可改善體質、恢復體力與精神元氣，對於腰痛、血便、婦女生理異常、白帶過多、子宮肌瘤、陽痿、遺精，或頭痛、耳鳴、四肢冰冷、坐骨神經痛等都有幫助。

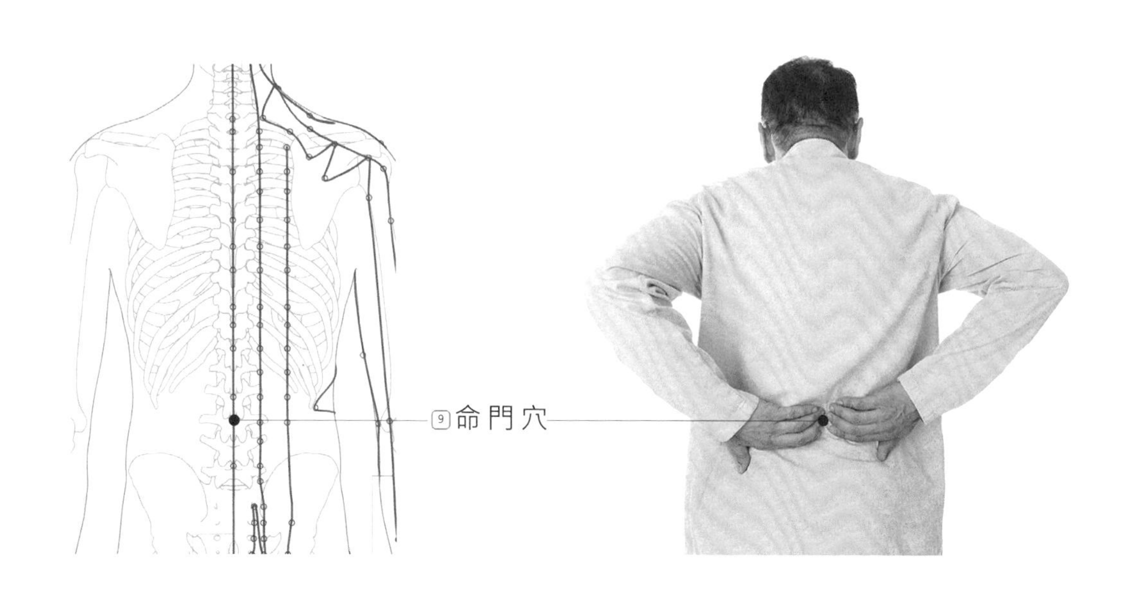

第十穴——腎俞　調護腎氣之穴

精義：膀胱經之俞穴，穴源《靈樞 · 背俞》。因腎又稱水臟；俞，經氣輸注於此，而腎俞即為腎之精氣匯集之穴。依據《素問六節藏象論》腎主蟄封藏之本，精之處也，故本穴內應腎臟，乃腎氣轉輸匯注之所，可治一切腎系諸症。如虛勞腰痛羸弱，無論男或女凡生殖系病，泌尿系病皆可治。

【腎俞穴】

與命門穴同為生命之門的主穴，中醫認為腎為先天元氣所在，是生命力聚集之處，若從現代醫學的角度來看，這個部位相當於副腎的位置，可以此診斷人體健康的大致情形。

腎俞穴屬足太陽膀胱經，位於側腹部最下方的肋骨前端，也就是第二腰椎脊突起的下方，脊柱左右兩側約 1.5 寸處，如果以此位置為中心，按壓腰骨左右兩側硬肌上，若沒有大塊的硬結、也不會疼痛，就表示健康情況良好；反之，若有肌肉僵硬感或指壓時會痛，可能就是過度疲勞的徵兆，多數會有精力減退、失眠、生理不順、腰痛、腳冰冷等症狀產生。

【輔穴】

按摩腎俞穴時，若同時按摩腹部的肚臍下方 3 寸的關元穴、以及位於左右腎俞的中央的命門穴，對身體消瘦、貧血症狀嚴重，且腸胃狀況不佳的人，有幫助。

【取穴】

第二腰椎棘突的下方，也就是背部正中線兩旁各1.5寸位置。

【開穴】

雙手手掌向下拍打52下，手置於丹田位置、左手敲打52下。

【效用】

對腰痠背痛、腎虛、耳鳴、頭暈、健忘、陽痿、早洩、腎臟炎、氣喘、神經衰弱、月經不順等均有效。

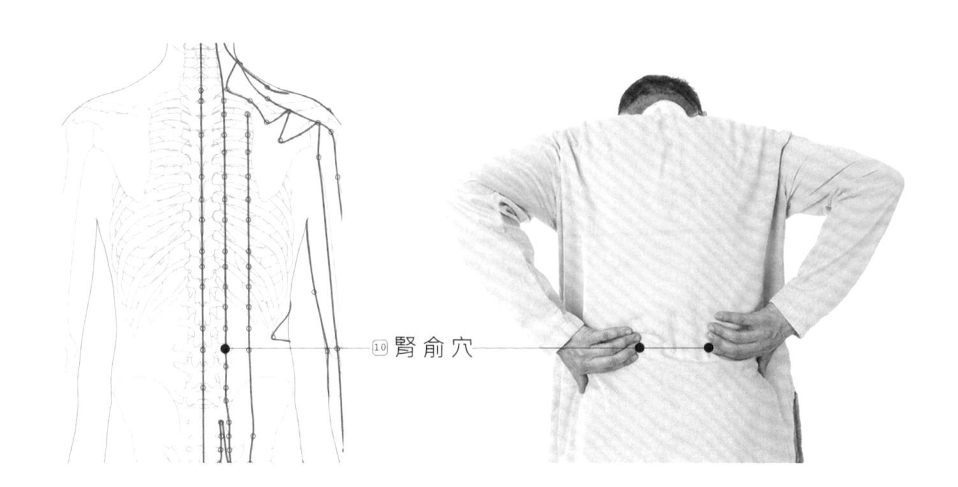

第十一穴——八髎　滋陰濟陽之穴

精義：足太陽膀胱穴，穴源自《素問 · 骨空論》。髎指骨孔穴位於薦骨上下左右排列之八個骶骨孔，故名八髎穴。上髎旁為關元俞，次髎旁為小腸俞，中髎旁為膀俞髎，下髎旁為中膂俞，所治與上述諸穴大致相同，且屬督脈一系，故治一切生殖泌尿諸症，另治腰痛有奇效。

【八髎穴】

所謂的八髎穴是包括上髎、次髎、中髎、下髎四個穴道，此四穴位又有其對應共八個，因此稱為八髎之穴。古籍上記載，上髎位於骶骨第一室，以背部為中心之兩側，位置就在棘突起兩側的椎間孔，由上而下往尾椎方向依序排列，在第一至第四後薦骨孔都有一個孔處，主要作用於改善骨盆內臟方面的疾病，對於婦科疾病包括下腹脹感、下腹痛感、腳部浮腫、白帶過多、頭暈、頭重、便秘等，治療最具療效。

【取穴】

八髎穴位於骶骨後方，於骶骨正中脊兩側從上到下有四個凹陷處，共八個穴位。

【開穴】

雙手以虛掌拍打兩側共52下。

【效用】

此穴是治療婦科、腰部疾病最常用的穴位，對調經活血、補腎益氣有不錯的功效；在改善女子痛經、閉經、月事不順、子宮脫垂、陽痿、遺精、小便困難、漏尿、便秘、腹瀉有實質的幫助。此外，針對治療腰部及下肢疼痛、坐骨神經痛也相當有效。

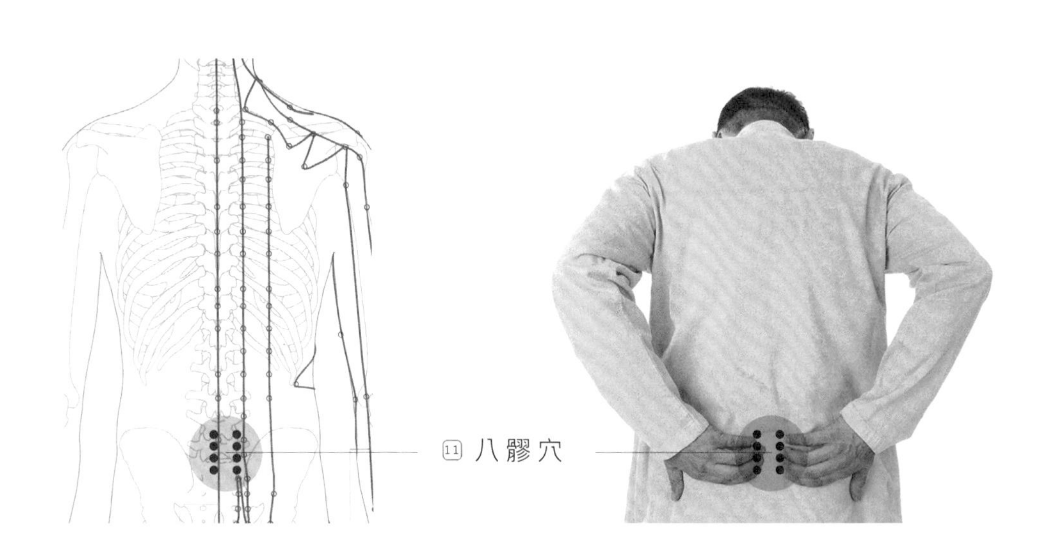

第十二穴——血海　統治血症之穴

精義：足太陰脾經，穴源自《甲乙經》。血氣血之海，如百川皆歸之處，故名血海。脾統血，治此穴有引血歸脾之義，如江河入海，因此該穴通治男女一切血症，如崩、漏、帶、產、血虛及一切濕所引起之隱疹，包含濕疹、丹毒等皮膚病。

【血海穴】

血海穴顧名思義是消除血液停滯、運行通順的穴位。中醫觀點為「以脾統血」，而屬於足太陰脾經的血海穴，則有可促進滯留的血液流通、打通血路的意味。血海穴是女性美容大穴，只要是生理原因引起的各種症狀，都可經由此穴予以緩和，如月事不順、子宮出血、貧血、甚至是腰痛、下腹脹痛、肩膀僵硬、頭痛、皮膚病等症狀。

【輔穴】

人的血液與氣同時會在經脈中流動，當發生停滯時，可以利用血海穴加上氣海穴幫助流通運行，這兩個穴位常用來治療貧血。當我們仰臥在床上，兩腳張開成 60 度，兩腳的血海與氣血穴正好形成三角形，氣海穴位於肚臍下方約 1.5 寸位置。

【取穴】

在大腿股骨內側邊緣，距離膝蓋上緣2寸位置；用手按壓時通常有明顯痛感。

【開穴】

取穴時可坐在椅子上，先從左腳開始，雙手以虛掌隨著膝蓋處往上拍打108下，接著換右腳進行拍打。

【效用】

可以促進血液循環，對改善月經不順、經痛、更年期障礙、婦科各種出血、等女性疾病有幫助；且可結實大腿肌肉、消除腿部水腫，加強皮膚的新陳代謝；同時也能治療皮膚病、蕁麻疹等，可說是女子美容護膚的要穴。

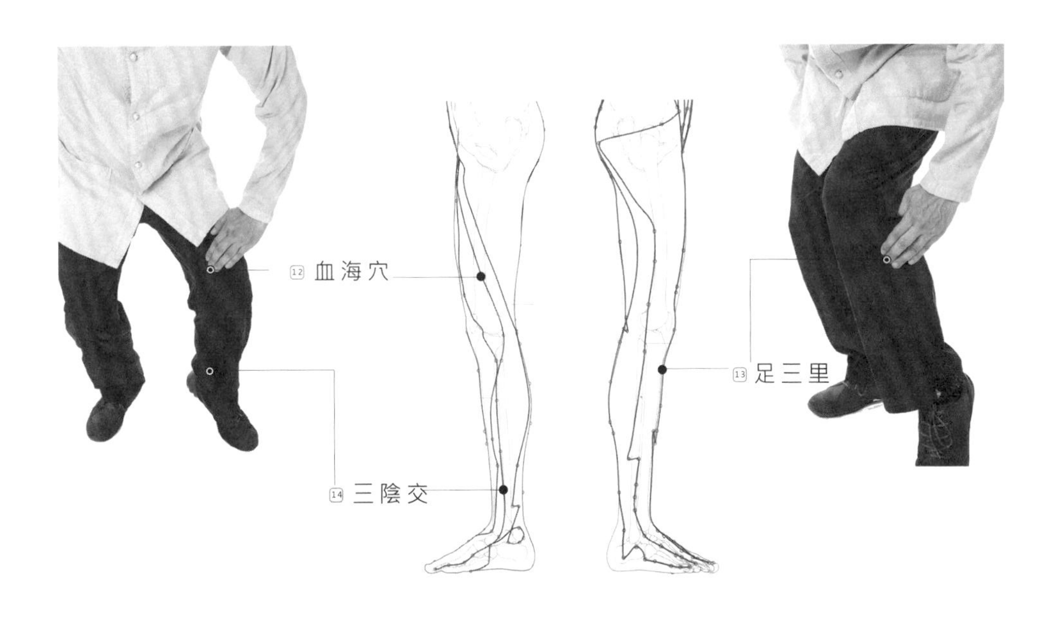

第十三穴——足三里　滋補胃經之穴

精義：足陽明胃經合穴，胃下合穴，穴源自《靈樞 · 本輸》。足指下肢，三為基數；古以里為寸，穴在膝下三寸，故名足三里。內經《靈樞海論》：胃者，水谷之海其輸上在氣街，下至三里，統稱胃之俞穴。本穴以治一切胃疾為主，又可健脾補胃氣強腿力。

【足三里穴】

足三里穴是養生大穴，有句話說：「三里灸不絕」，意思就是此穴為人體的仙丹妙穴，只要經常按摩或施以艾灸保健，就能健康無虞。足三里穴屬胃經合穴，也就是胃臟精氣功能的聚集處，對於腸胃不適、消化器官方面的疾病，或者肝臟、膽囊，以及因糖尿病引起的不適如無力、消瘦等症狀，都有很好的治療效果。

國內外對於足三里的研究報告相當豐富，也有實驗證明：足三里穴可讓腸胃功能弱者蠕動變快，且刺激此穴，對於胃穿孔也有修復與癒合的作用。不僅如此，該穴也有預防疾病的作用，可以防止老化、中風等，因此又稱為「長生穴」。

此外，足三里穴也對膝蓋、腳部無力有緩和作用，很多人在太久沒運動、突然需要走很遠的路或劇烈運動後，會利用此穴緩解翌日所帶來的痠痛不適。只要指壓三、五分鐘，就能獲得舒緩。（圖見 P.79）

【取穴】

位於外膝眼（犢鼻）直下3寸。可正坐，屈膝90度，將大拇指除外的四指併攏，置於外膝眼處，在四橫指處即足三里穴。

【開穴】

以虛掌之指節眼敲打雙腳之足三里穴52下，或者可以大拇指按揉約3分鐘，會有痠痛脹麻的感覺。

【效用】

對於各種慢性病都有改善的效果，尤其是消化道疾病，如胃下垂、胃痙攣、急慢性腸胃炎，以及足膝腰部疾病、呼吸道疾病等都有效。也可改善小腿痠痛、缺乏食慾、失眠、高血壓、糖尿病、經痛、胸悶等現象。

第十四穴——三陰交　脾肝腎三經之穴

精義：足太陰脾經穴，穴源自《甲乙經》，處於肝腎三經交會之穴之處。《針灸問對》中記載，足之三陰從足走腹，太陰脾經循內踝上直行，厥陰循內踝前，交足太陰之後，少陰腎經循內踝後，交出太陰之前，故名三陰交。此穴專治足三陰脈一切血分病，如婦女經、血、胎、帶、產、子宮及精室等症。

【三陰交穴】

三陰交屬足太陰脾經，因為與足厥陰肝經及足少陰腎精等三條陰經交會，因此稱為三陰交。此穴同時是脾、肝、腎三條經脈交會處，而肝臟與腎臟是人體五臟中極為重要的臟腑，因此在傳統中醫上非常重視此穴，被視為「婦科第一大穴」，只要是婦科疾病都有改善的作用。三陰交穴是每一位婦女不可不知的要穴，若想調理經期、治療生理痛等的重要穴位，古籍中也有記載，古代宮中女性懷孕而欲其流產者，也會施以此穴令其流產，因此，若有懷孕的女性，特別忌諱針灸三陰交穴以免胎兒死亡。（圖見 P.79）

【取穴】

三陰交位於小腿內側，從腳內踝中央起向上量3寸，若以手壓脛骨後緣處，感到會痛的地方就是三陰交。

【開穴】

用左手刀敲打右腳踝、右手刀敲打左腳踝，各52下。

【效用】

對於婦科疾病、生理痛、白帶、月經失調、不孕症、子宮下垂等都有效果；也可改善遺精、陽痿、尿道炎、膀胱炎等生殖器疾患；對於腹脹、消化不良、食慾不振、腸絞痛、腹瀉、失眠、神經衰弱、腳氣病亦有保健調理作用。對於愛美的女性，也有健胸、美膚、消除小腹或下半身肥胖、調整荷爾蒙的功效。

第十五穴——復溜　反復双調之穴

精義：足少陰腎經之輸穴，穴源自《靈樞 · 本輸》。復，往返；溜，水流急的樣子。「子午流注」說：本經之脈，循內踝之後，由照海上太谿，別跟中由大鍾，而水泉以合于照海及其合照海之後，循經上腨內，復合其直流之正。經氣反覆迴流，因而取此穴可使流者止，又可使止者流，於止流之間開穴，以扶正祛邪，故名復溜，凡脈細氣甚弱之際，取此穴可回復。一切水症，如汗尿的多少開閤，皆可治療。

【復溜穴】

復溜穴位腳踝內側約 2 寸位置，用手指輕按凹陷處可感覺血管的脈動。此穴屬足少陽腎經穴位，「復」是回復、回來的意思、「溜」則指停滯、停留，意味該穴道是腎經的經水匯集停留之處。臨床上對於治療腹部發脹、無法久站久坐等現象，按壓復溜穴可有改善作用。古人也經常在手腳浮腫、身體虛弱無力、小便排泄量小時，利用此穴治療；此外，有些不好醫治的婦科疾病如功能性子宮出血、尿路感染等，或者因為高血壓所引起的頭暈目眩、肩膀僵硬、失眠等等狀，也同樣可以按摩此穴，具有相當的效果。

【取穴】

在小腿內側，太谿穴直上2寸位置，跟腱的前方。

【開穴】

將雙腳抬高翹在另一張椅子上，以按摩棒施壓36下，按壓時吐氣、放鬆時吸氣，感到微痛後即可放鬆。

【效用】

對於調理腎氣、利水消腫、腎炎、下肢腫脹、手腳冰冷有效；也可處理腹脹、腹瀉、水腫、盜汗、腰痛、經痛、不孕等，有改善調理作用。

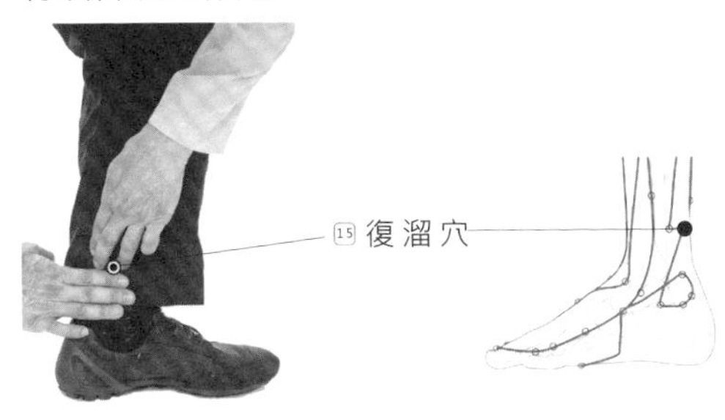

第十六穴——太谿　調補腎經之穴

精義：足少陰腎經原穴輸穴，穴源自《靈樞 ・ 九針十二原》。大乃大之甚，此大還要再大一點。谿，意指溪水注人川之意。腎經諸穴之經氣起湧泉，出然谷至本穴如入溪谷，能量深聚，故為腎經之原穴。《素問 ・ 金匱真言論》記載，腎藏精，病在谿，三部九候診脈法，查腎經之病亦在本。此穴可補腎精、利三焦、降心火、治咽乾、調經帶、開耳目、治消渴，凡一切腎經之病皆取本穴治療 。

【太谿穴】

太谿有大谷的意思，是腎經的原穴，若要診斷或調整腎經的情形，都會使用此穴進行。此穴屬足少陰腎經，位於足內踝後骨上動脈處，因為形狀如同山溪，而腎臟又屬水，因此取名為太谿。

太谿穴是中醫針灸著名的的回陽九針之一（指可回陽救逆作用的九個經驗效穴，包括啞門穴、勞宮穴、三陰交穴、湧泉穴、太谿穴、中脘穴、環跳穴、足三里穴與合谷穴），可調整腎臟機能，治療腎虛所引起腰痠背痛、精力衰退、神經衰弱、易倦怠即子宮疾患等，都有具體療效。

也由於屬於腎經原穴，是經水注入的地方，因此對於先天元氣的強與弱，都可以此穴判斷，一旦發現元氣衰弱時，可直接以此穴治療。

【輔穴】

在治療手腳冰冷、貧血、月經不順時，也可同時按摩湧泉穴及三陰交穴，效果更佳。

【取穴】

在腳踝內側，從足內踝中央起與足跟之間，凹陷部位的中間有動脈跳動處，就是此穴。

【開穴】

可以按摩棒按壓36下，同時調整呼吸，向下壓時吐氣、放開時吸氣。

【效用】

與腎虛有關的一切症狀，都可利用此穴進行治療與診斷。太谿穴有滋陰降火的功效，可治療腎虛、腰痠背痛、手腳冰冷、精力衰退，以及子宮疾患如膀胱炎、頻尿、月事不順、痛經等；常揉此穴對於咽喉腫痛、耳鳴、失眠、牙痛、關節炎、小腿抽筋、脫髮、皮膚疾病等有調理保健的功效。

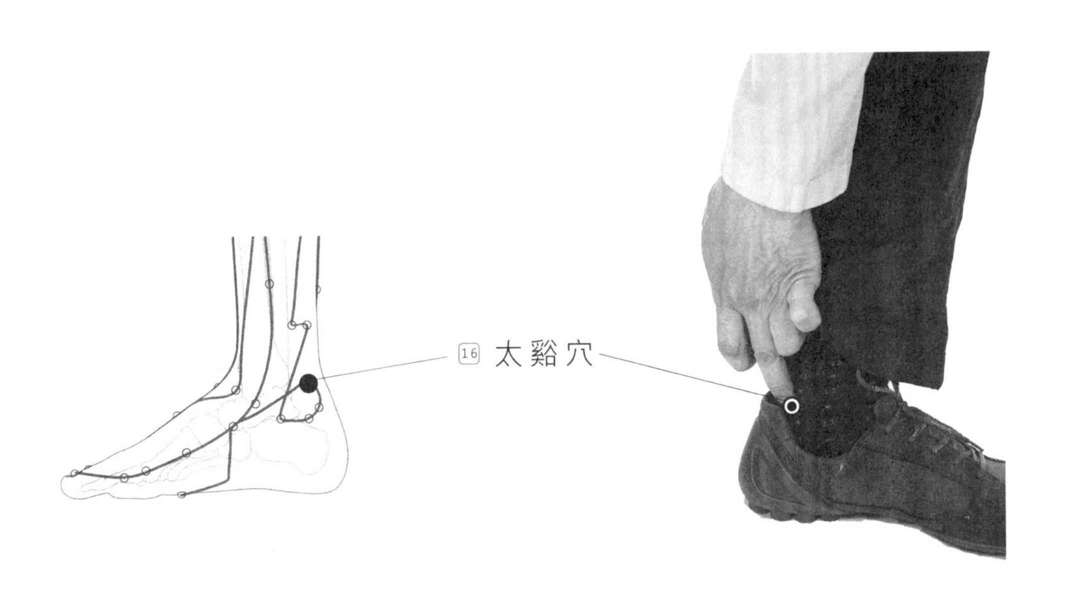

第十七穴——湧泉　降壓醒神之穴

精義：足少陰腎經之井穴，穴源自《靈樞 · 本輸》。湧，水由下往上為湧，經氣如湧泉。該穴雖居全身諸穴之最下，為至陰之位，足太陽之陽合本經之陰由下而上，因此本穴可說是足少陰之根。經氣如天一之水自地湧出，陰盡而陽起;經氣反動而上。接壓此穴，可通水道、開竅、安神、鎮靜、止痛、降壓、補腎。

【湧泉穴】

《黃帝內經》中記載：「腎，出於湧泉。湧泉者，足心也。」亦即說明湧泉穴的重要性。由於腳有六條經脈通過，而湧泉就在腳底的經絡之中，被視為精氣神聚集之處而備受重視，也有「湧現活力之泉」之意。

湧泉穴屬足少陰腎經，按摩此穴有消除疲勞、增強體力之效。隨著年齡漸長，腎臟功能自然衰退，若不注重保養就可能產生腰痠背疼的現象，此穴對於消除疼痛、治宿便則有很好的效果；況且，人類靠雙腳行走，若經常步行則對健康有幫助，從醫學的角度來看，行走也可刺激湧泉穴及其他經絡穴位，能達到強化心肺功能、加速循環的效果。

有動物實驗證明，對於出現出血性休克動物的腳底進行湧泉穴刺激，可令其血壓回升、呼吸明顯興奮的效果，因此此穴也名列於回陽九針之中，是休克時的急救要穴。

【輔穴】

湧泉穴為「陰中之陰」穴位，若搭配為「陽中之陽」的勞宮穴，對於治療氣喘特別有效。

【取穴】

在腳掌心前三分之一處，當腳底拱起會出現凹陷，湧泉穴就位於「人」字紋的交叉處。若身體感到不舒服時，按壓此穴會感覺疼痛。

【開穴】

正坐，將一腳翹在另一腳的膝蓋上，足掌朝上，以按摩棒按壓36下。按壓時吐氣、放鬆時吸氣。

【效用】

此穴對於增強體力、改善體質有實質的效果，能提神、調整腰部痠脹、月經失調等現象。此外，也能加速新陳代謝、降血壓，舒緩反胃嘔吐、氣喘、頭痛、暈眩、煩燥、心悸等症狀。此穴也是美容大穴，經常按壓可令毛髮具光澤、白髮轉黑、防止老化等。

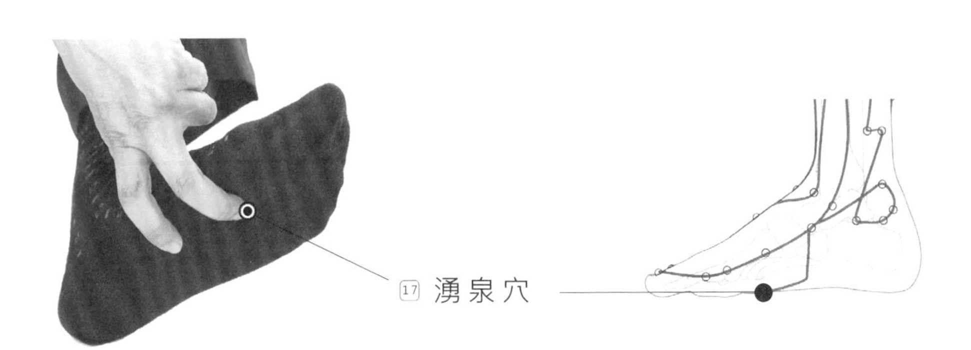

第十八穴——太衝　降壓調經之穴

經義：穴源自《靈樞 · 本輸》足厥肝經之輸穴。原穴在足背側、第一拓骨間隙之後方凹之處。太，古為大的意思，亦為泰，有大加甚之意。衝，指通道，太衝陰血之大通道。《內經》云：女子二七天葵至，任脈通，太衝脈盛，月事以時下，故有子。足三陰脈皆以太衝脈為主，凡脾肝腎三經之諸症，皆可以本功法按壓法紓解。

【太衝穴】

《針灸資生經》指出：「凡診太衝脈，可決男子病死生」。由此可看出太衝穴對病症診斷的重要性。太衝穴屬足厥陰肝經，是肝經的原穴，而肝臟主血，女子又以血為本，因此與血液及生殖機能有很大的關係。

《素問》中有記載：「女子二七太衝脈盛，月事以持下，故能有子」，也就是說，女性到了 14 歲，太衝脈穴相當旺盛，意即月經來潮之期，有受孕生子的機會。

【輔穴】

太衝穴可搭配三陰交穴以溫灸療法，對於治療貧血、不孕、低血壓、子宮出血等病症尤其有效。

【取穴】

在足背側，於腳部的第一、第二指指縫，往足背推1.5寸左右的凹陷處，就是太衝穴，通常按壓時會有疼痛感。

【開穴】

正坐，雙腳著地，可將腳放在另一小椅子上，以按摩棒按壓此穴36下，並調整呼吸，向下壓時吐氣、放開時吸氣。

【效用】

太衝穴為肝經的重要穴位，對於疏肝調氣有很大的作用，可治療頭痛、失眠、暈眩、高血壓、耳鳴、眼睛紅腫疼痛、咽喉乾痛、中風、下肢痠麻等。此外，對貧血、不孕、性冷感、子宮出血等亦有效。

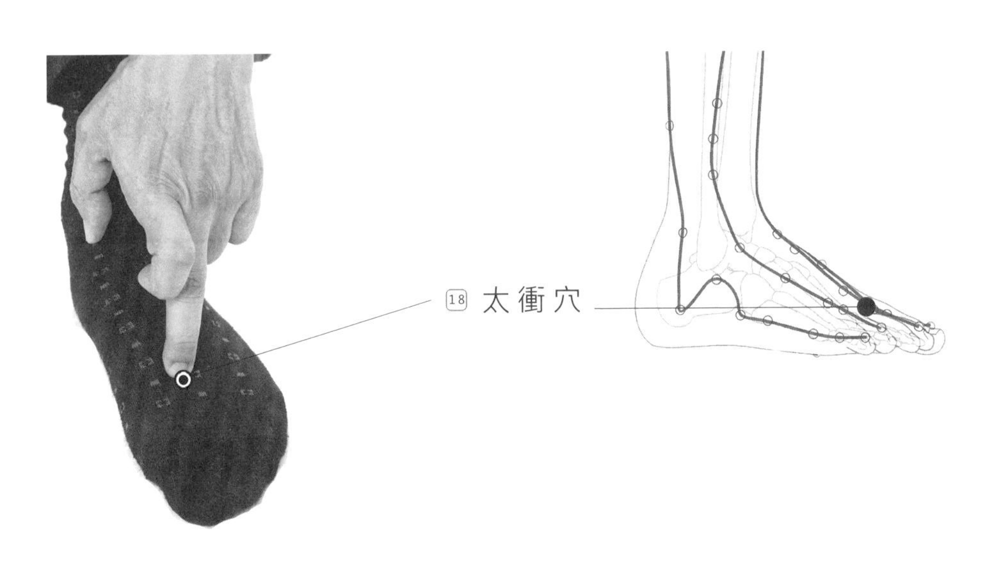

3-4獨創三大功法介紹

第一式 天地合一

■步驟1

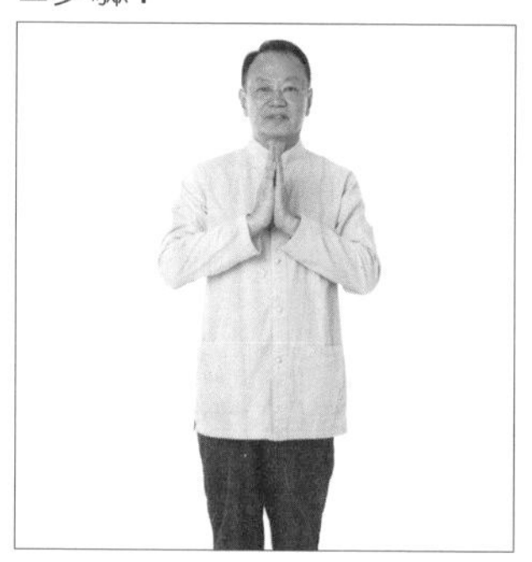

準備

■步驟2

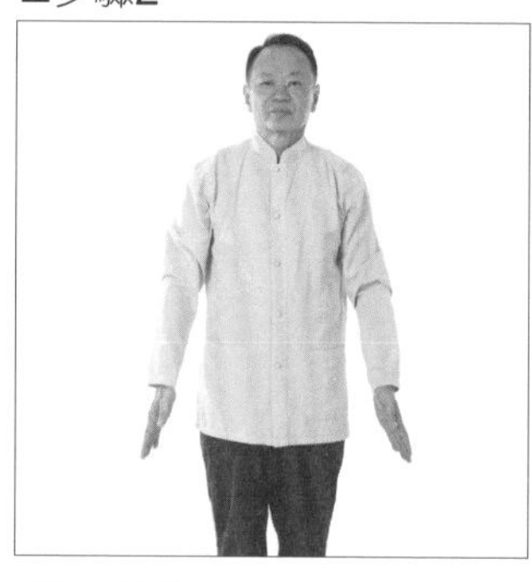

雙腳併攏

■步驟3

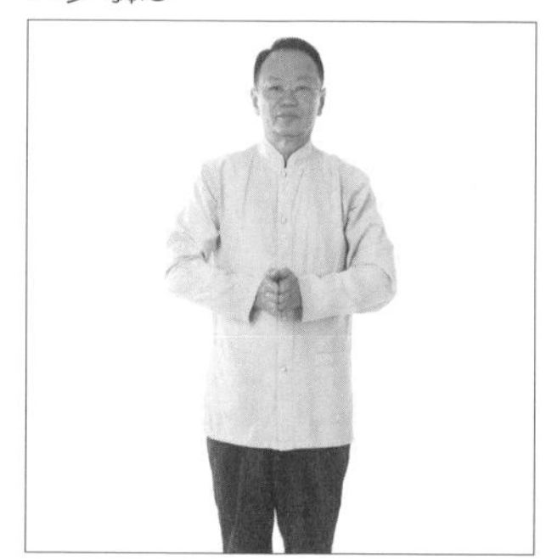

吸氣，雙手於胸前合掌。心中默念：「謝謝 光、謝謝 本體。」雙腳併攏，腳尖成V字型。

■步驟4

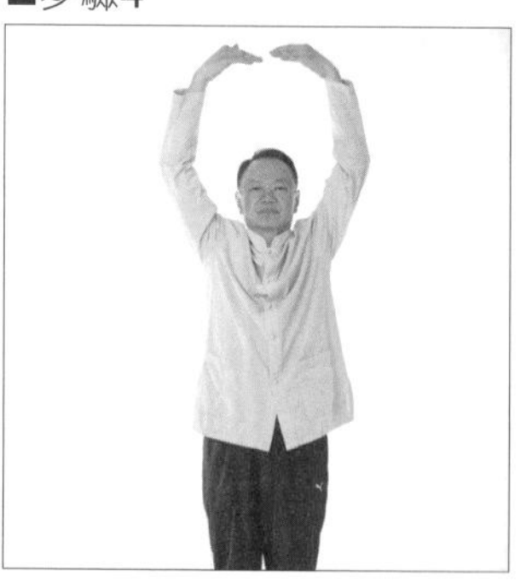

雙手合掌後往上成圓形，手掌往下、手臂微彎、高舉過頭頂。

■步驟5

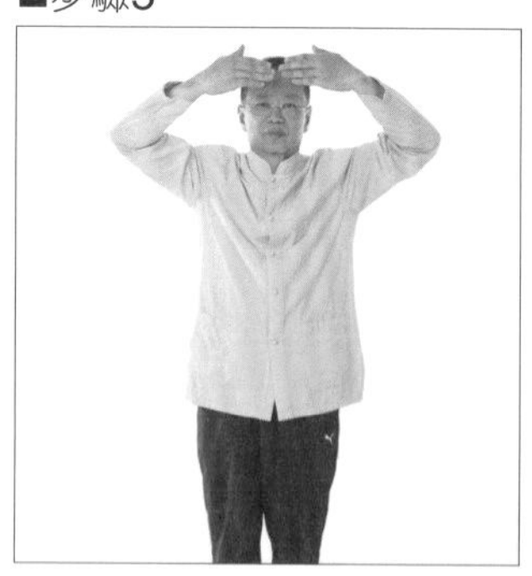

慢慢嘴吐氣，雙手由上方慢慢往下方靠近身體下滑。

■步驟6

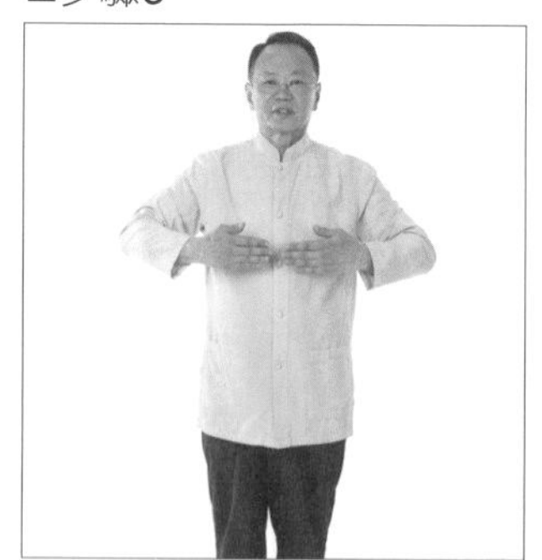

雙手往身體前胸向下滑動。

■步驟7

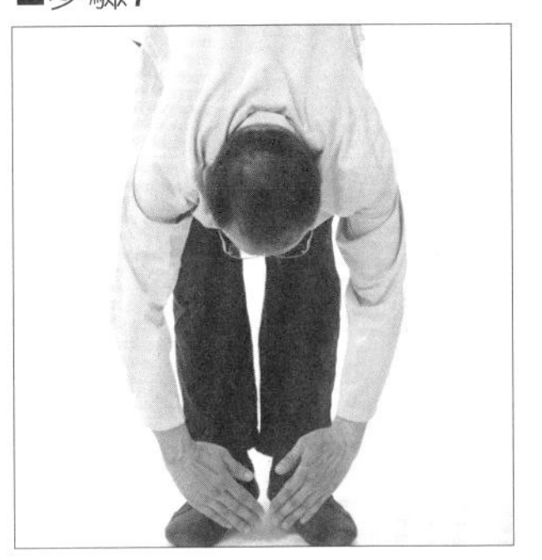

雙手往下滑動，腰椎下彎至你的極限。

■步驟8

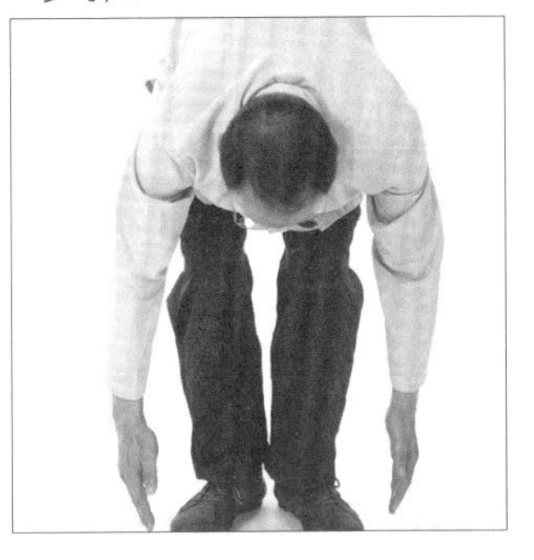

雙手順勢往後時，換吸氣。

■步驟9

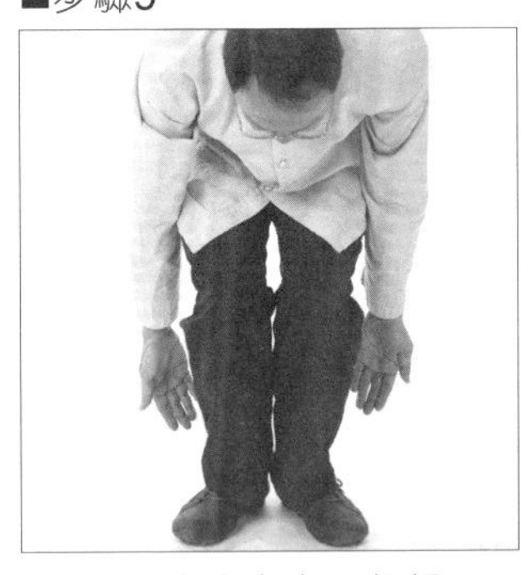

雙手向上慢慢拉起，慢慢吸氣。

■步驟10

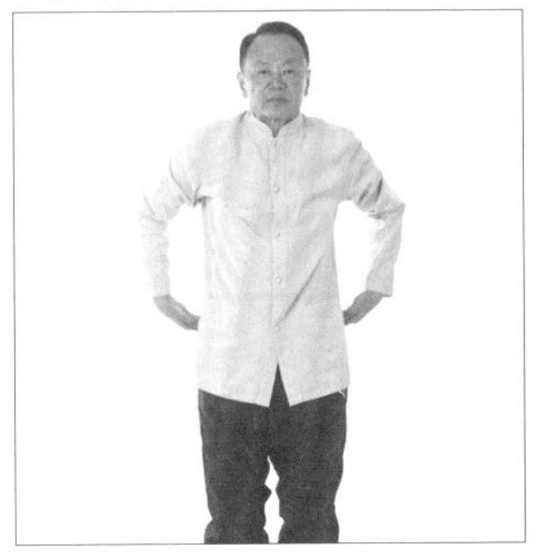

雙手從腳踝部位往後背拉起到腋下。

■步驟11

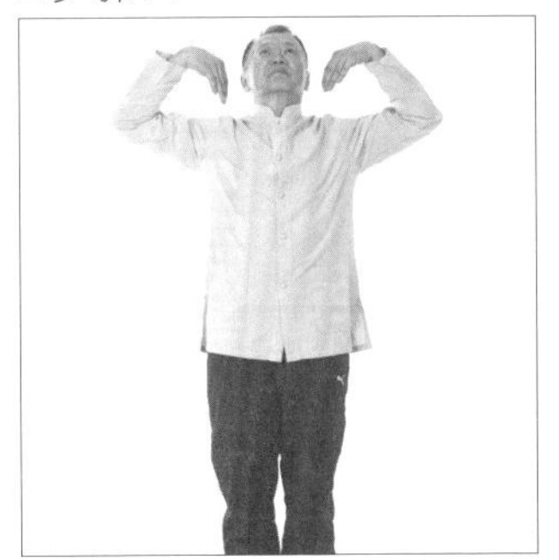

雙手拉起，順勢到頭頂上方，同時吸飽氣。

■步驟12

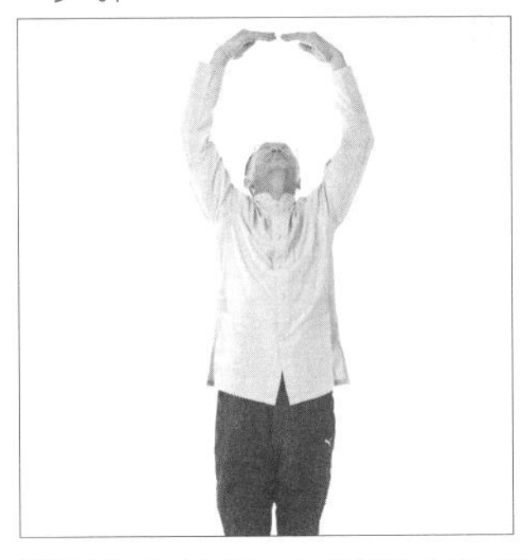

雙手往上拉起，同時氣完全吸飽，雙眼看雙手中指間（手往上提時，手掌朝下），胸部後仰（能讓胸口吸氣更飽滿）。

■步驟13

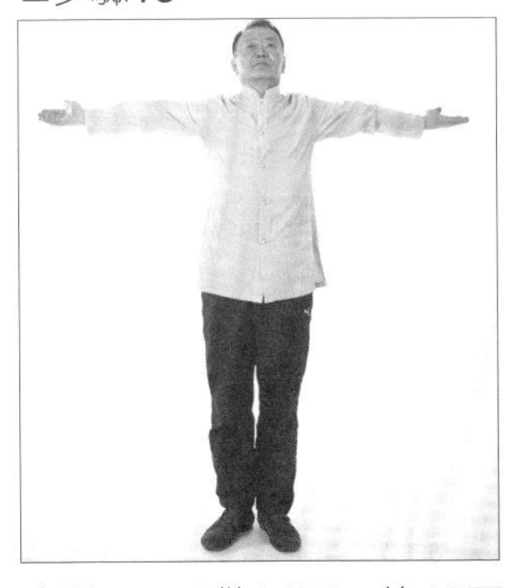

步驟1～12做18下，第18下結束後，當雙手平放至胸口時將氣完全吐光，再迅速往外做擴胸動作，同時大力吸氣。

■步驟14

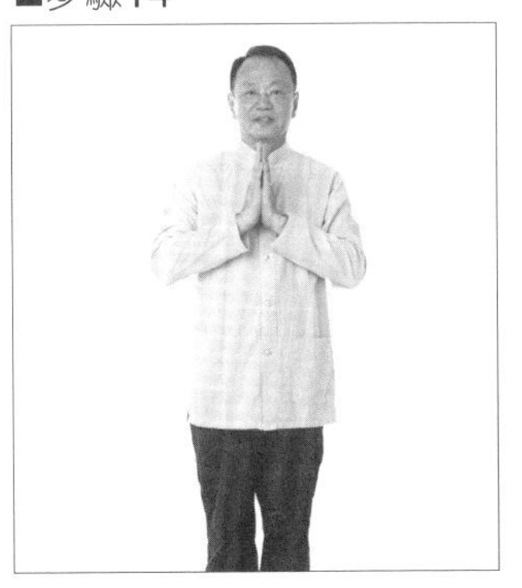

雙手收回時吐氣，合掌。

第二式 左右太極

■步驟1

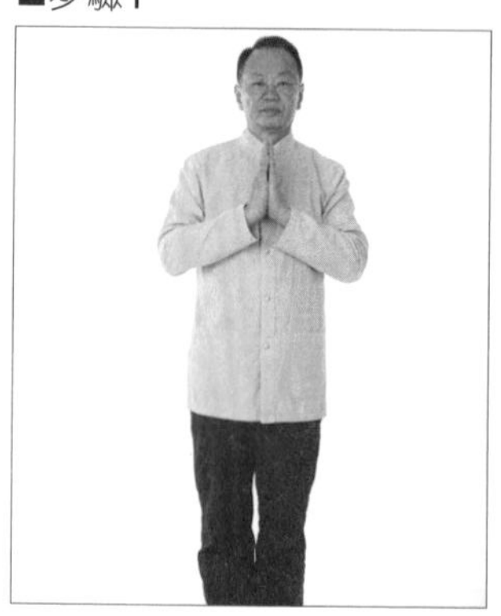

準備

■步驟2

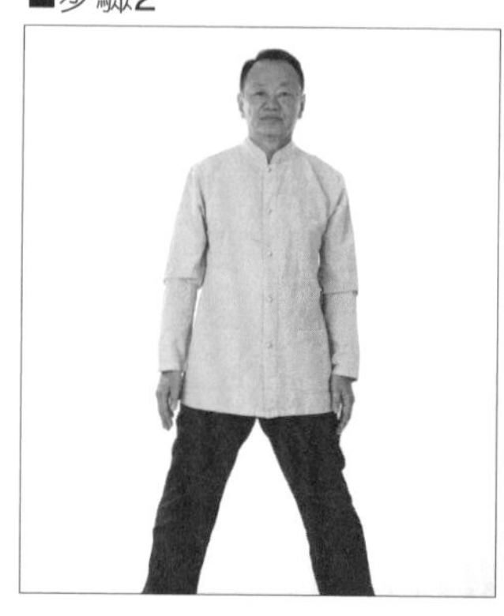

雙腳張開，比肩寬一點。

■步驟3

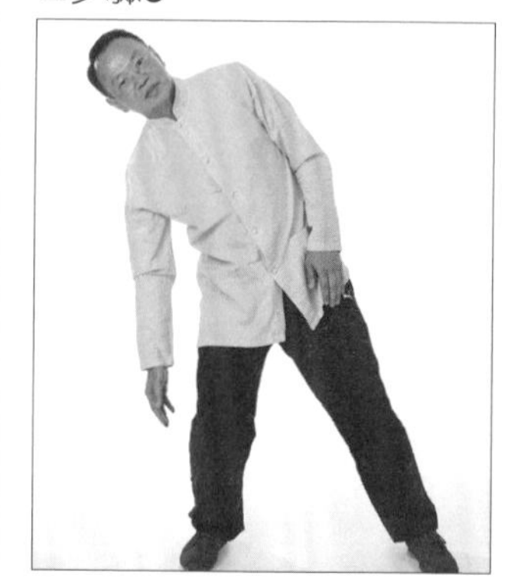

右肩下垂，臉與腰椎微微傾向右側。

■步驟4

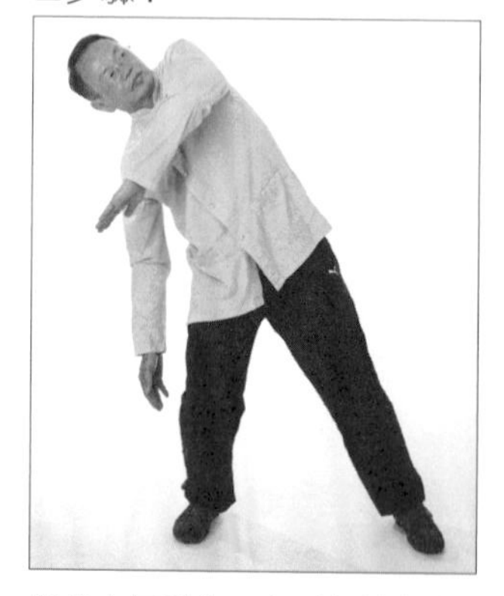

做畫太極動作，左手朝前舉高。

■步驟5

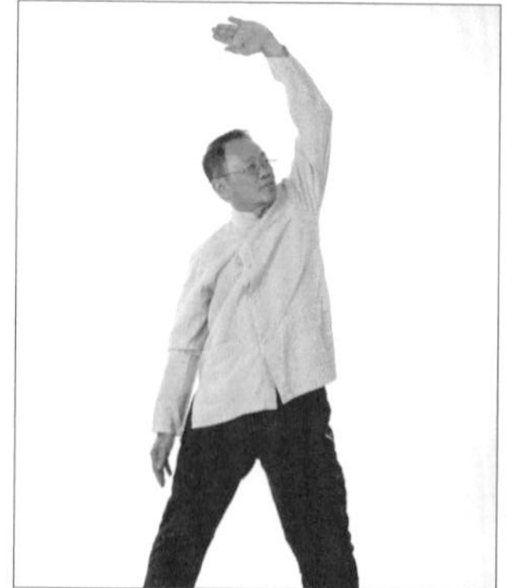

再順勢向左方外推後收回。

■步驟6

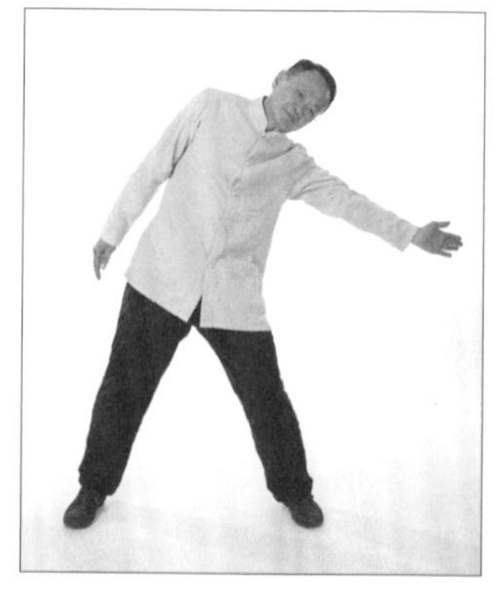

呼氣推出，吸氣收回。

■步驟7

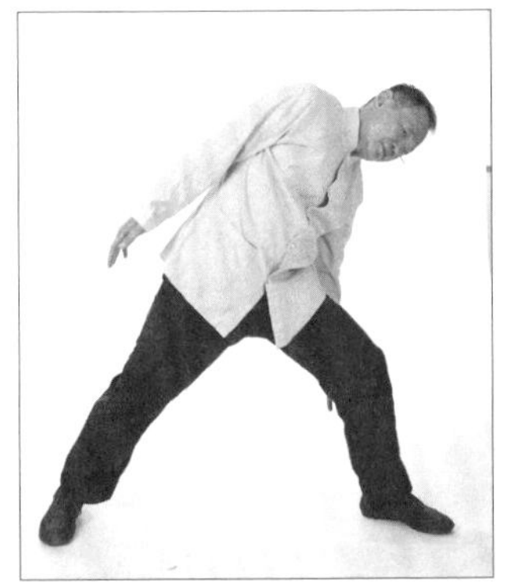

準備換邊繼續做。

■步驟8

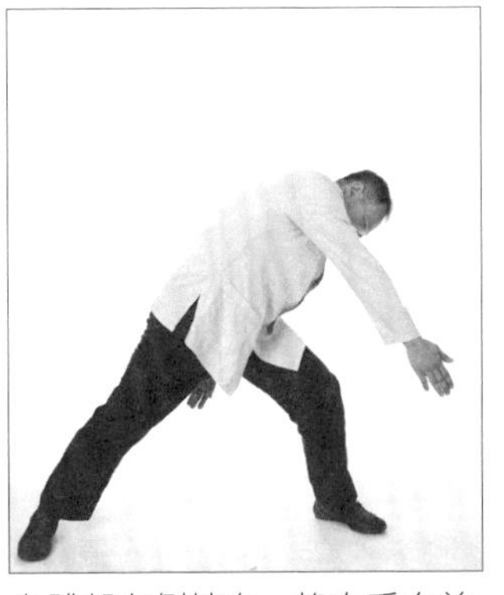

身體朝左側轉身，換右手向前。

■步驟9

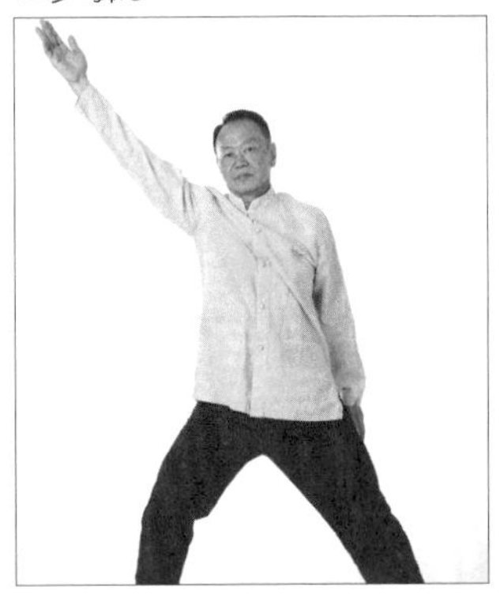

左手向下，放於大腿側，右手舉高。

■步驟10

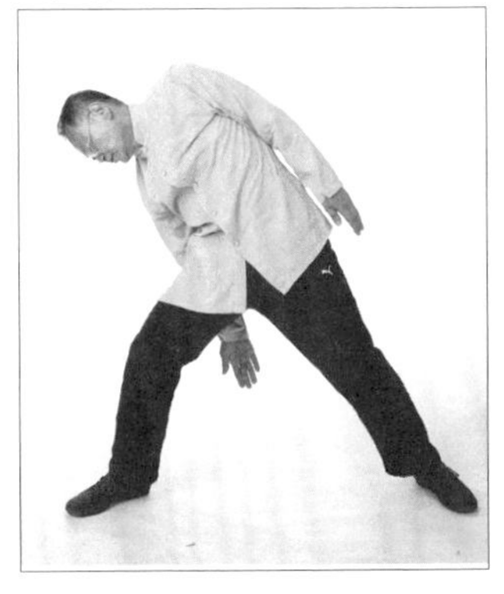

右手如畫太極一樣順勢往下。

■步驟11

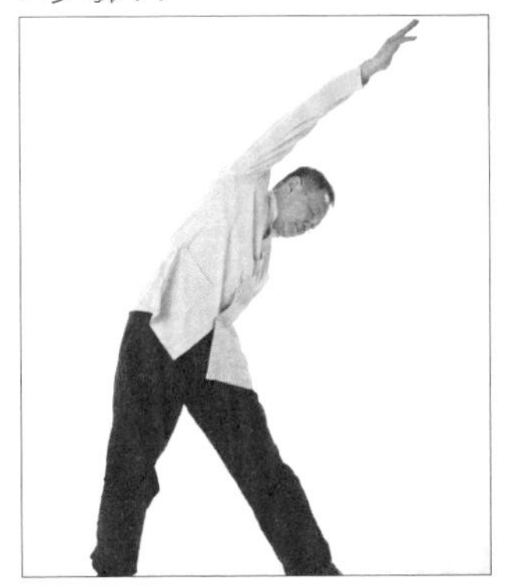

身體轉向左側，右手舉高。

■步驟12

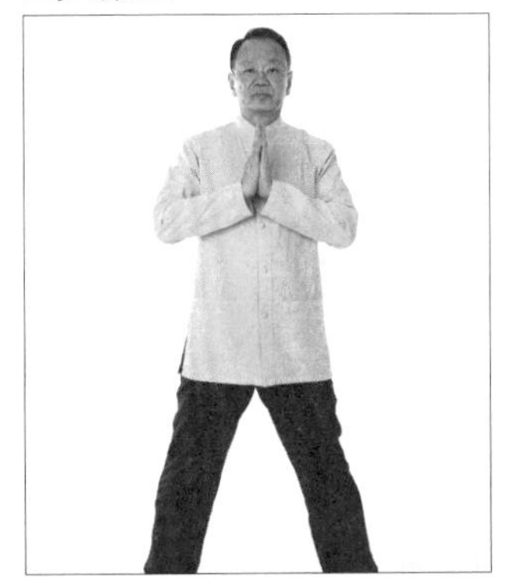

結束時，右腳收回與左腳併攏，雙手合掌，兩手平放，置於丹田，自然呼吸，平息之後再做第三式。

【貼心提醒】

1. 先做左邊畫太極動作（步驟1～7）後，再做右邊畫太極動作，左右各18下，共36下。

第三式 陰陽調合

練習三大功法，除了日常養生之外，對於舒緩腰酸背痛、解決長期失眠、改善更年期不適及減少體脂肪等症狀，也頗有助益。

■步驟1

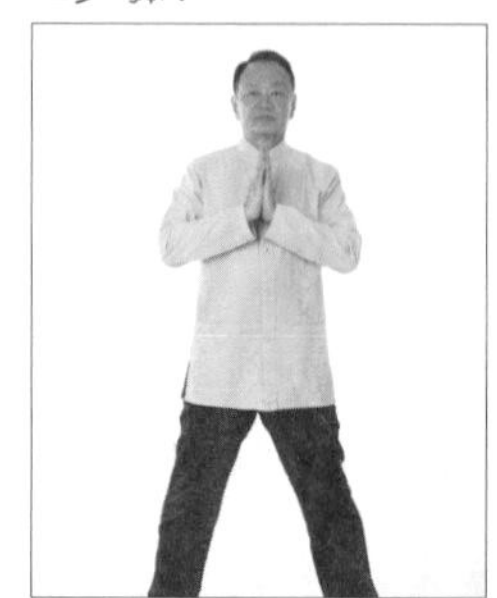

準備

■步驟2

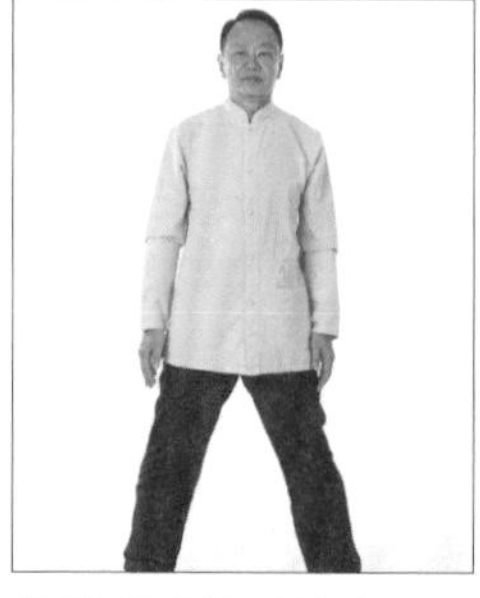

雙腳張開比肩膀寬。

■步驟3

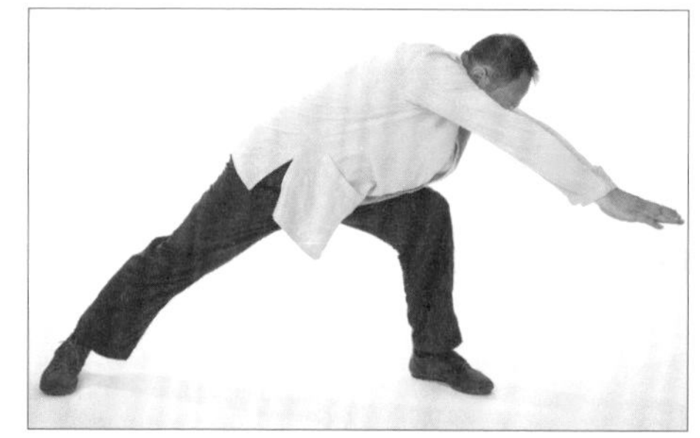

吸氣，身體轉往左側，左膝彎曲，雙手往前做向下動作，身體往左後方甩。

■步驟4

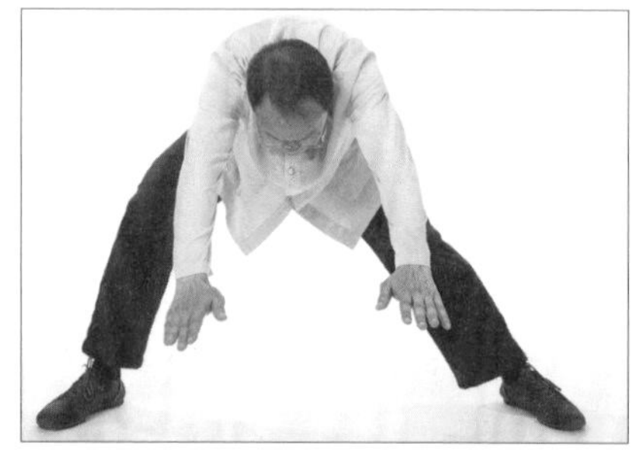

身體回正，但保持向下彎。

■步驟5

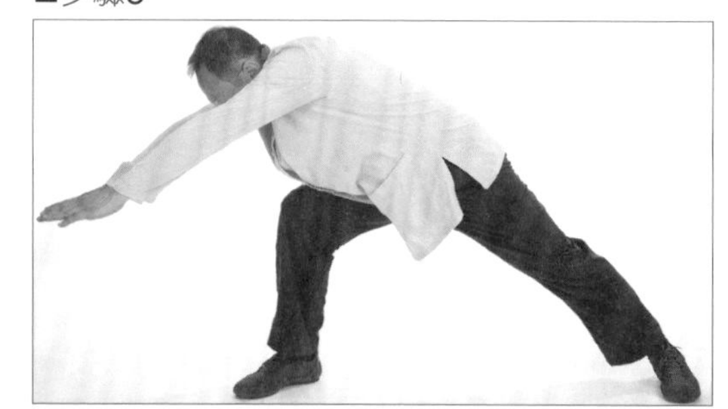

接著，身體往右側轉，換右膝彎曲，雙手向前。

■步驟6

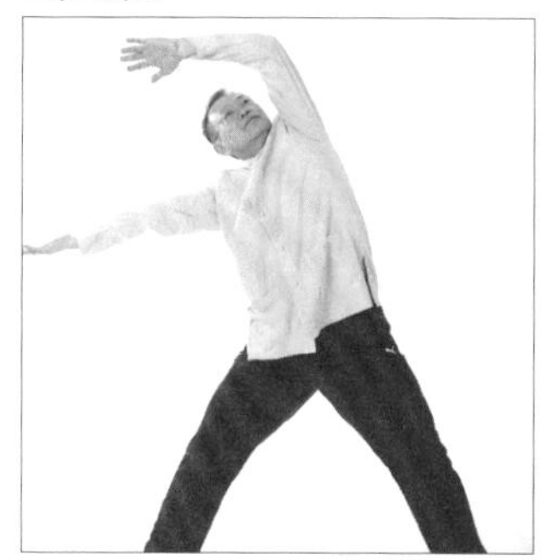

吸氣，雙手從右邊往上。

■步驟7

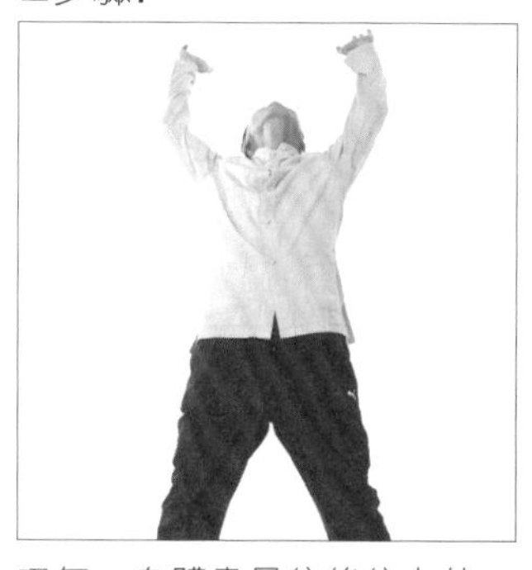

吸氣，身體盡量往後往上伸直。

■步驟8

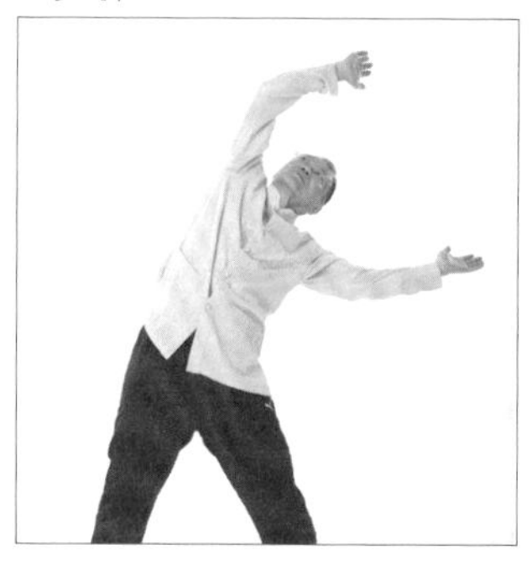

雙手於頭頂繞一圈後回到左邊。

■步驟9

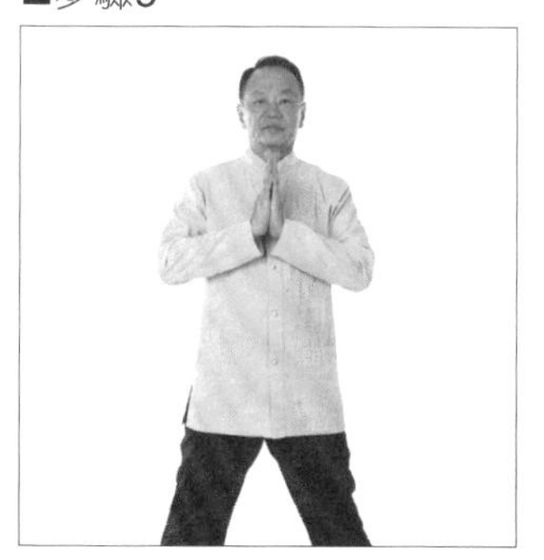

結束。雙手回到胸前，合掌。

【貼心提醒】

1. 先做左邊由前往後繞圓動作（步驟1～8）後，再做由右邊由前往後繞圓動作，做完算一次，要做6次共12下，做完後才做步驟9。

30分鐘十八大穴全開功法
（三功法 + 十八穴位全開）

一般來說，要提升元氣、達到整脊的功效，必須天天進行上述整脊三大功法，功法完畢後，再進行第三章的十八大穴位（見 p.60-89）按摩手法，並於每日上下、午各執行一次。整套功法執行完畢，約需 30 分鐘，通常持續進行 3 個月後，就能看到效果。

1.**【百會穴】**：雙腳併攏，嘴巴張開，雙手掌心於胸前搓熱後，先以左手掌掌心拍打頭頂百會穴 52 下，接著換右手再拍 52 下。

2.**【大椎穴】**：雙腳微開、頭部微低，先以左手虛掌拍打頸後大椎穴 52 下後，換右手虛掌再拍打 52 下。

3.**【肩井穴】**：雙腳站直，將右手放在肩膀上，中指的位置下方骨頭凹陷處就是肩井穴的位置，以兩手刀，交互向下凹陷處砍 52 下。

4.**【聽宮穴】**：張開嘴巴，將左、右手的中指放在耳前、食指在耳後，雙手上下按壓摩擦聽宮穴各 52 下，接著用手掌拍打嘴巴 52 下、再換右手拍打 52 下。

5.**【膻中穴】**：正坐，雙手以虛拳敲打兩乳中間各 52 下。

6.**【中脘穴】**：以雙手虛掌輪流敲打中脘穴各 52 下。

7.**【神闕穴】**：以雙手為陰陽（右手為陰置神闕，左手為陽置命門），以虛掌敲打神闕穴 52 下。

8.**【關元穴】**：雙手以虛掌輪流敲打各 52 下。

9.**【命門穴】**：同上，神闕穴互拍之。

10.**【腎俞穴】**：雙手手掌向下拍打 52 下。

11.【八髎穴】：雙手以虛掌各拍打兩側八髎穴，各 52 下。

12.【血海穴】：坐姿雙手以虛掌隨著膝蓋處往上拍打 108 下。

13.【足三里穴】：坐姿，以虛掌拳指眼敲打雙腳 52 下，或者可以大拇指按揉約 3 分鐘。

14.【三陰交穴】：用左手刀敲打右腳踝三陰交穴、右手刀敲打左腳踝三陰交穴，各 52 下。

15.【復溜穴】：坐姿，將雙腳抬高翹在另一張椅子上，以按摩棒施壓 36 下，按壓時吐氣、放鬆時吸氣。

16.【太谿穴】：以按摩棒按壓 36 下，同時調整呼吸，向下壓時吐氣、放開時吸氣。

17.【湧泉穴】：正坐，將一腳翹在另一腳的膝蓋上，足掌朝上，以按摩棒按壓 36 下按壓時吐氣、放鬆時吸氣。

18.【太衝穴】：正坐，雙腳著地，可將腳放在另一小椅子上，以按摩棒按壓此穴 36 向下按壓時吐氣、放開時吸氣。

【重點提示】

如果工作忙碌，抽不出做完完整的 30 分鐘練功法，也可將分鐘時間縮短為 5 分鐘或 15 分鐘，採取重點功法練習，甚至加上穴道按摩，同樣可以達到養生的目的。

- 5 分鐘：練習天地合一、左右太極、陰陽調合三大功法。
- 15 分鐘：除了練習三功法，可再加上拍百會穴、大椎穴、肩井穴、中脘穴、膻中穴、關元穴六個穴。
- 練習三大功法的好處，除了養生之外，對於解決長期失眠、改善更年期不適，甚至在減重方面都有不錯的效果。

第四章
列證巧治

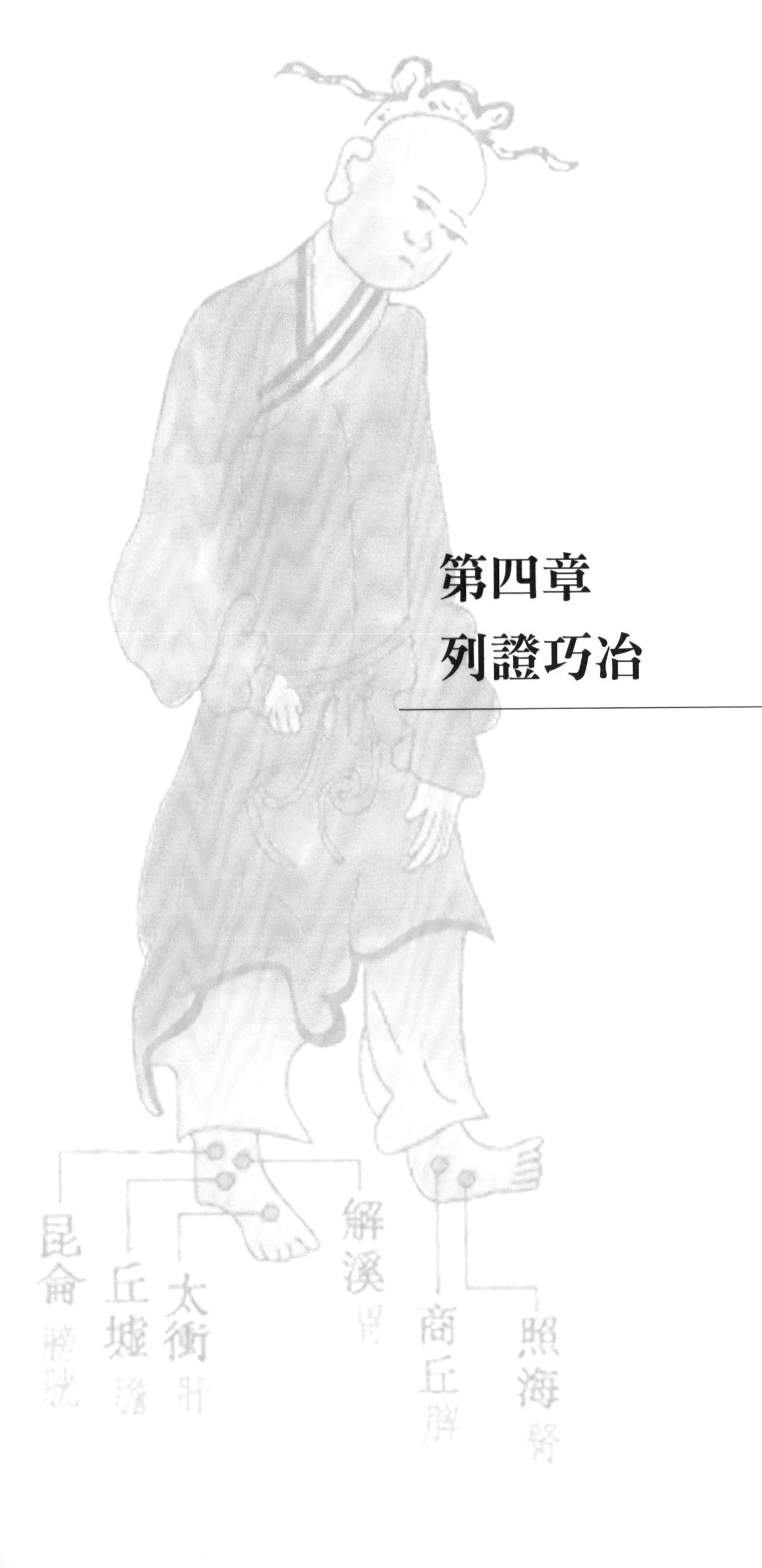

01. 提高免疫力
02. 醒腦增智慧
03. 抹臉保青春
04. 疲憊護明目
05. 耳鈍返耳順
06. 顧齒又保齦
07. 舒緩頭悶痛
08. 搓頸保健康
09. 三陰三陽手部按摩
10. 強心調體
11. 八卦陰陽敲出好腸胃
12. 護膝養腳力
13. 生殖問題
14. 按出好脾氣
15. 紓壓緩情緒
16. 預防小感冒

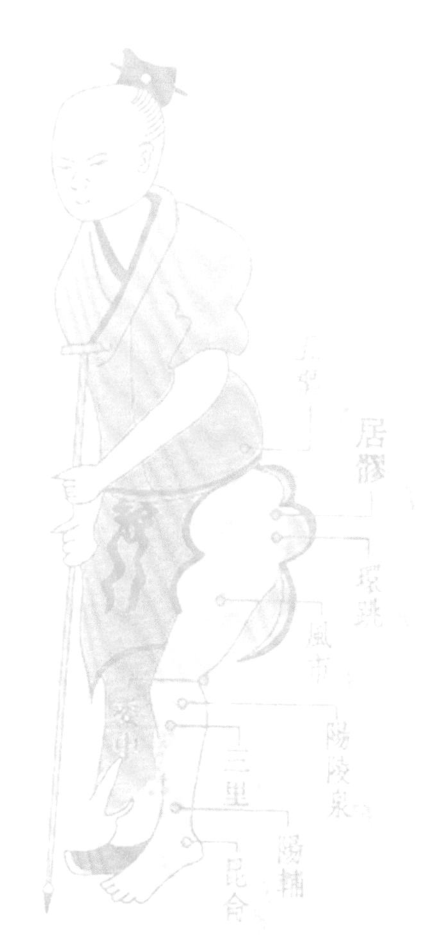

【01.提升免疫力】

從免疫學來看，免疫力是人體細胞的作戰系統，是體內複雜且精細的運作，可說是抵禦外來疾病的武裝部隊，因此只要免疫力調節得當，外來的疾病即使入侵，也能靠自癒能力即時修復。至於中醫的免疫觀點範圍更廣，一般包含「氣血陰陽」四個字，又以氣為重，簡單來說，就是所謂的「正氣」。

《黃帝內經》中提及：「正氣內存，邪不可干，邪之所湊，其氣必虛。」也就是說，人體的正氣若充足且強盛，即使有外來的邪氣侵犯，也不容易滋生疾病，反之，如果邪氣能夠侵犯人體致病，表示此人的正氣已經相當虛弱，就是這個道理。

不過，免疫力並不是愈高愈好，如果太過高亢，反而會產生過敏疾病及各種自體免疫疾病，因此必須講求中庸之道，讓免疫系統達到動態平衡狀態下，才是最高的養生原則。所以只要作息規律、飲食有節、情緒穩定，再加上適度且規律的運動，同時徹底執行每日的經絡養生功法，就能達到正氣充足、抵禦外邪的目的。

方法：搓手排地氣

在夏天炎熱地氣旺的季節，吸入由地表上升的地氣最容易感冒，這時只要搓手 36 下、喝溫水，就能簡單排除地氣。（步驟 1 → 3）

【跟我一起做】

■步驟1

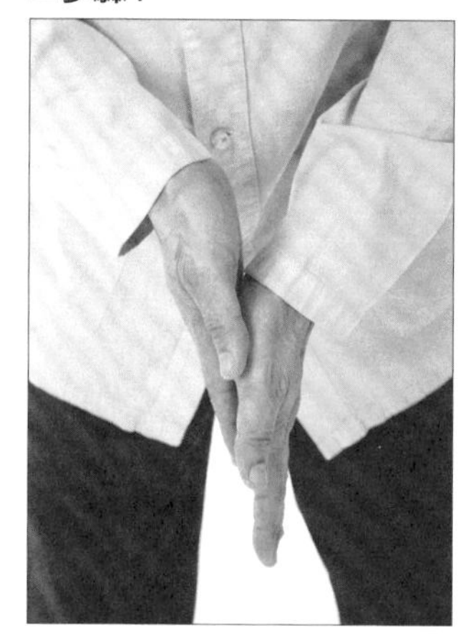

■步驟2

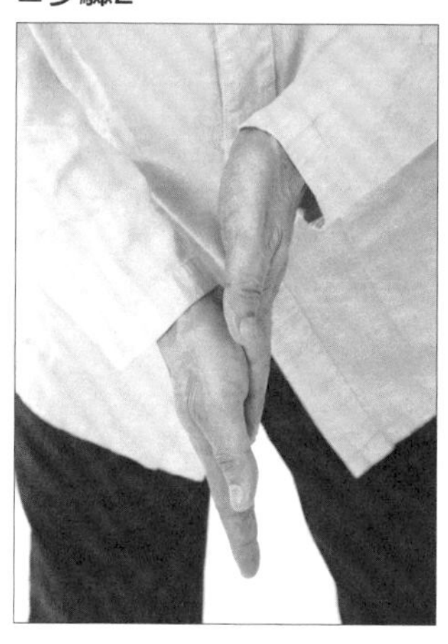

■步驟3

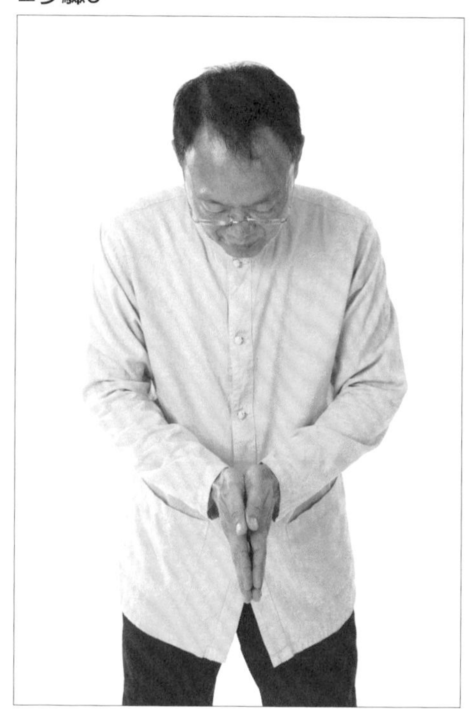

【貼心提醒】

有句話說：「痛則不通、通則不痛」。若是經脈不通時，身體就會產生病痛，最直接的顯現，就是在經脈運行或所掌管的部位上，產生各種不同的症狀與表現，包括：溫度異常、按摩正經時會感覺疼痛、麻感，甚至出現腫脹的情形。這時可透過平日的經絡按摩，加以排解舒緩，但若長期以往疼痛未改善，則須進一步找醫師診治。

【02.醒腦增智慧】

現代人工作壓力大，事情一多就容易忘東忘西、丟三落四，常常有力不從心之感。隨著年齡增長，人的記憶力也會跟著衰退，健忘似乎就變成了習慣，不是忘了帶錢包，就是找遍皮包也找不到鑰匙，或者原本想去廚房拿個杯子，電話一響又給忘記了……。

如果只是無傷大雅的小事也就算了，偏偏有時就會遇到煮開水忘了關瓦斯、慢性病藥吃過又忘了等，雖說是愈忙碌、愈容易出現健忘現象，但令人擔心的是，長此以往，可能會真的演變為早期失智。

人體頭頂的百會穴與四神聰穴是主掌頭腦清晰、增強智慧的穴位，尤其對預防記憶力損害特別有效，如果提早開始多做按摩，對於早發性失智症具有積極預防的意義。

方法 1：拍打百會穴與四神聰穴

1. 先將雙手搓熱 36 下，嘴巴微張，雙手掌掌心向下拍即可。（步驟 1 → 4）
2. 左手拍打頭頂百會穴位置 52 下，在拍打時也是同時接觸四神聰穴，接著換右手拍打 52 下，早晚各一次。（步驟 5 → 8）
3. 若是學生，想在考前增加記憶力、對讀書考試有幫助者，可將拍打次數增加，但仍以循序漸進為佳，力道控制以自己可承受的力量即可。

方法 2：梳頭功

梳頭是中醫養生中，簡單又實用的養生保健功法。古書《養生論》說：「春三月，每朝梳頭一、二百下。」就是鼓勵人們，每天清晨醒來，若養成梳頭的好習慣，有利健體養生。這是因為頭頂上有數十個穴位，用梳子梳頭，可讓齒梳在頭皮上刮動、反覆刺激穴位與經絡，就能有效疏通氣血，達到滋養健髮、醒腦增智慧、預防頭痛等效果。

【跟我一起做】

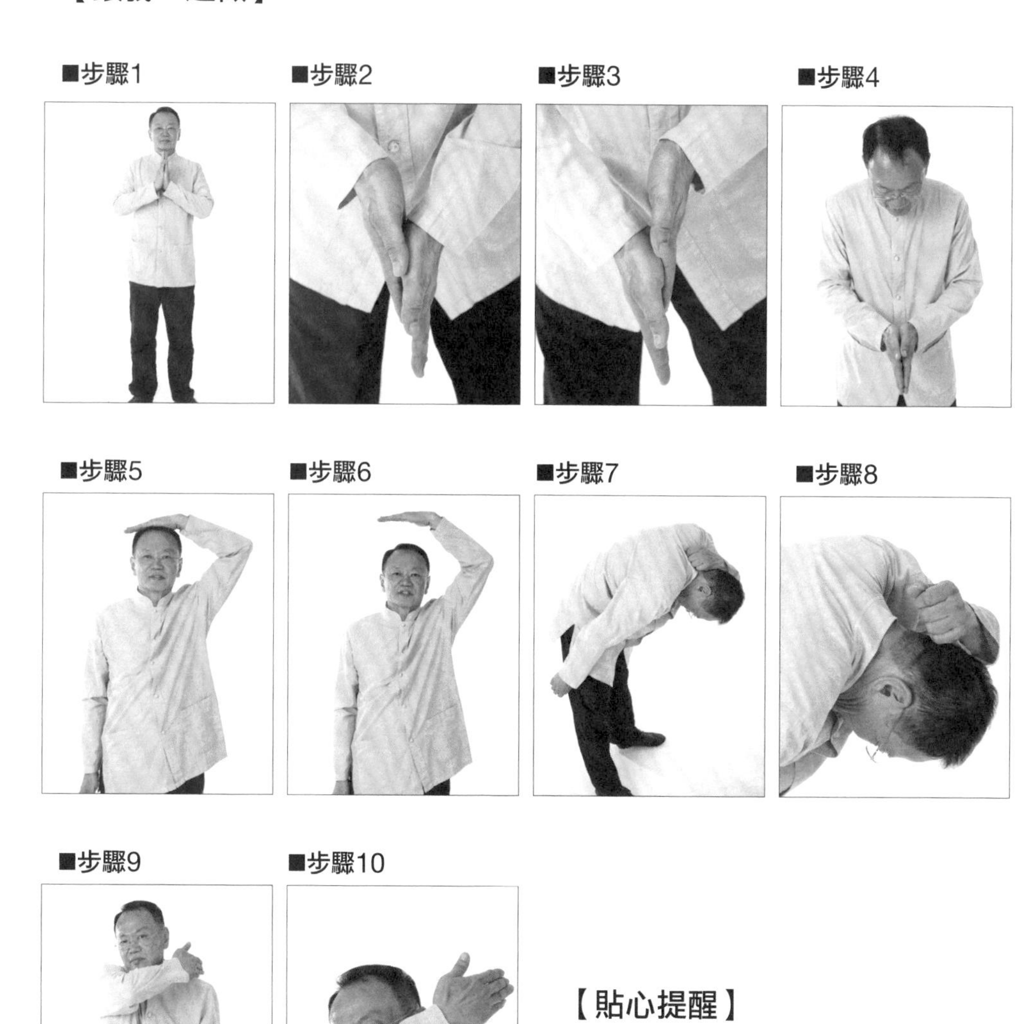

【貼心提醒】

市面上梳子的種類百百種，建議選擇牛角梳，既方便又實用、且沒有靜電產生的困擾；再者，牛角梳為天然牛角製成，具有活血功能特別適合養髮健腦。

【03.抹臉保青春】

肌膚從 25 歲開始步入老化，每個人都希望自己能永遠青春美麗，特別是女性朋友更想要留住青春的容顏，讓歲月不留痕跡，成為凍齡美女；因此，百貨專櫃內的保養品即使再貴，仍然有人願意花大筆的金錢投資在自己臉上，就為了留住青春、對抗老化。

的確，隨著醫學美容的進步，延緩老化的方式愈來愈多，市面上的抗老產品種類繁多，無論是吃的、喝的、抹的、敷的……簡直令人眼花撩亂。事實上，抗老其實不難，除了食療，也可以經絡按摩的方式守住青春的肌齡。

臉部的經絡穴位相當多，也與體內的經絡病癥有密切的相關，最常見就是腸胃不好、內分泌系統出問題時，就會造成臉上的痘痘冒不停。只要每天持續進行臉部穴位按摩、且常做表情運動，也可達到疏通經絡、促進氣血運行，讓臉色紅潤、氣色均勻、青春永駐。

方法：雙手撫觸包覆臉頰

1. 先將雙手搓熱 36 下產生能量。
2. 兩手從下巴沿著雙頰順著鼻樑往額頭上推，直到雙手全部包覆臉頰後，往外畫圈再回到下巴位置，共做 36 下，每天早晚一個循環。（步驟 1 → 8）
3. 這個功法若能及早施行且持續地做，可維持住當時的臉型，減少皺紋及因歲月導致的臉部下垂，不易顯老。

【跟我一起做】

■步驟1

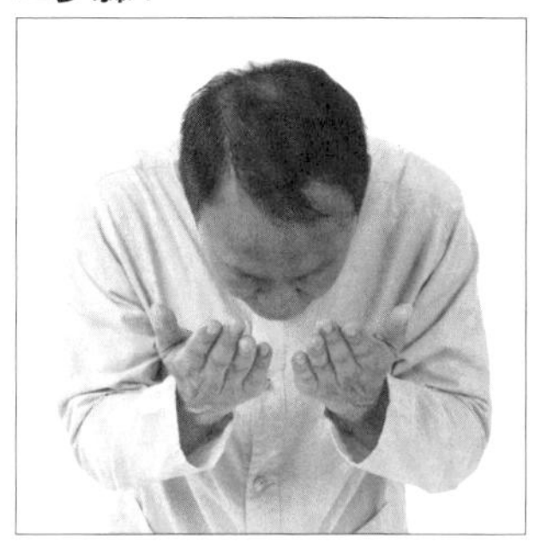

■步驟2

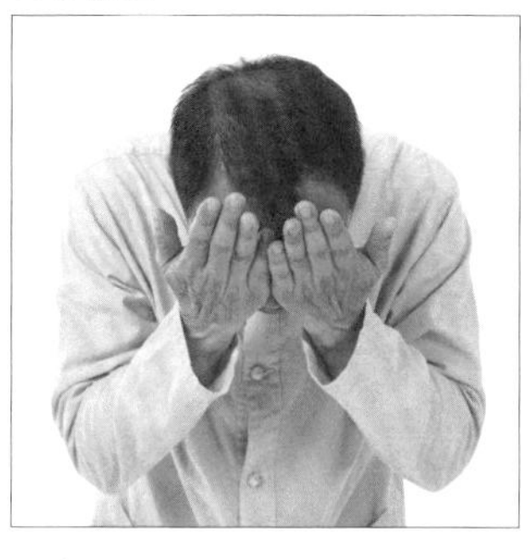

■步驟3

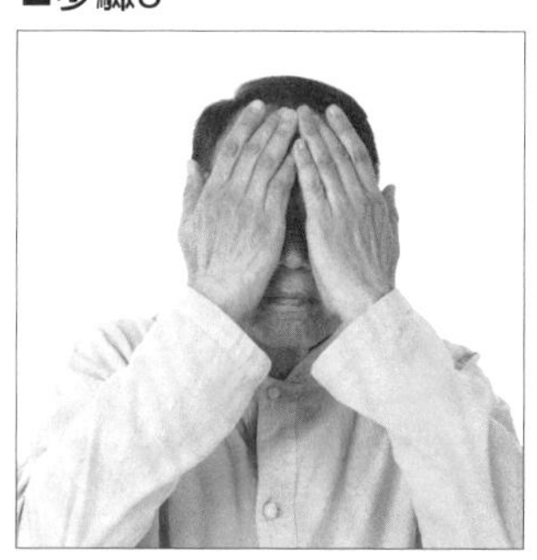

■步驟4

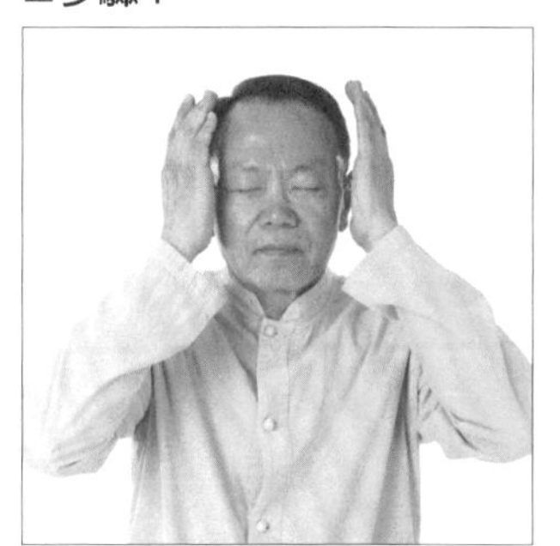

■步驟5

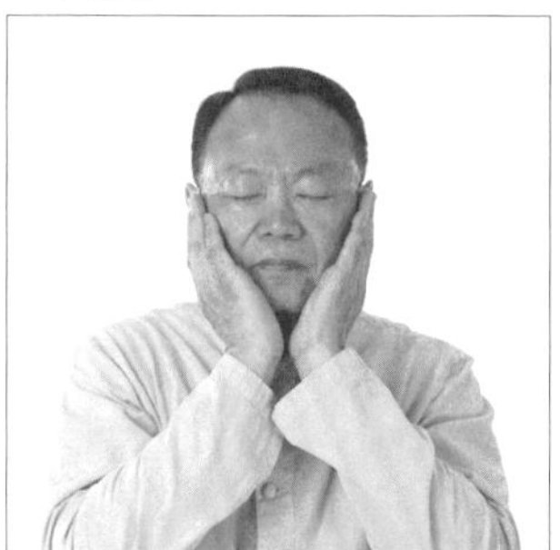

■步驟6

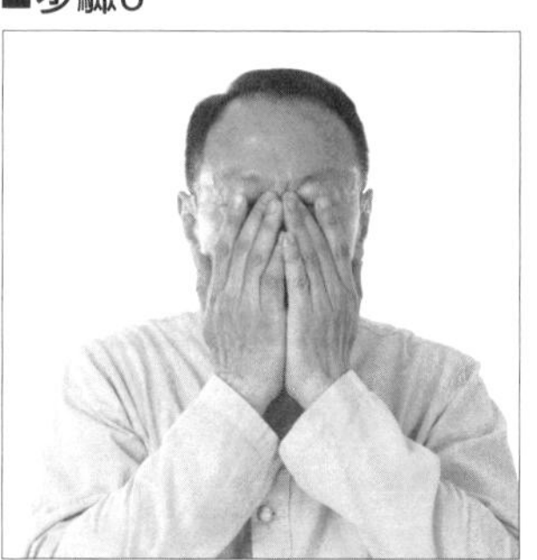

■步驟7

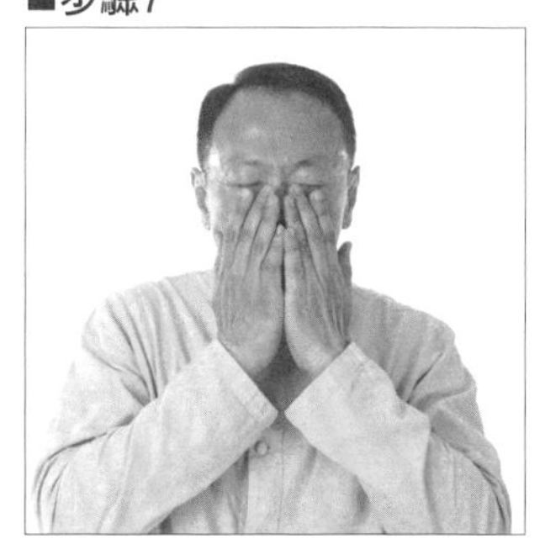

■步驟8

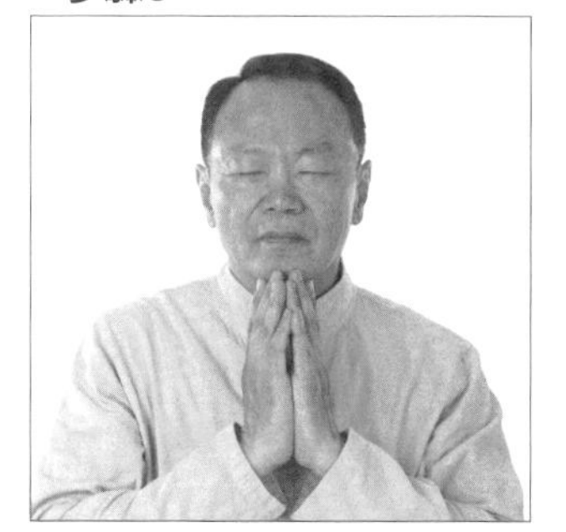

【貼心提醒】

按摩臉部經絡穴位時，最好先洗淨臉部，由於臉部肌膚細緻，按摩手法應盡量求平穩、力道適中；按摩時，也可充分塗抹按摩霜來增加手指的滑動感，且必須順著方向慢慢進行，千萬不可用力過猛或來回按摩，否則會加重皺紋的產生。若為嚴重過敏性皮膚、臉部有發炎情形者，或是術後皮膚未癒合等情形，需先暫停按摩，待肌膚狀況較佳時再繼續。

【04.疲憊護明目】

科技進步讓 3C 產品幾乎無孔不入，大舉入侵你我的工作或休閒生活，用眼量大增。然而，長時間使用 3C 產品，很容易造成視力受損，輕微時或許只是感到疲憊、視力減退，或老花提早到來等現象；嚴重時可能會造成飛蚊症、視網膜剝離、白內障、青光眼與黃斑部病變等眼疾，不可輕忽。

眼睛是靈魂之窗，必須好好保護。而要保護雙眼除了盡量少用 3C 產品、多走出戶外遠眺青山綠水外，適度按摩眼睛周圍的穴位，也可達到明目、美瞳的功效。

眼睛穴位按摩是最簡單可行的自我護眼方式，只要眼睛疲憊或感覺痠脹時，隨時隨地都可進行。當然，平日也要多注意眼睛的衛生，作息起居正常、少熬夜、適時補充胡蘿蔔素、葉黃素、花青素等營養素；操作 3C 產品時，至少每 30 分鐘休息約 5 分鐘；如果在冷氣房，也可放一杯水避免空氣過於乾燥、並多喝水，以防乾眼症。

方法 1：平日保養，輕拍眼睛 108 下

1. 先將雙手搓熱 36 下產生熱能量。
2. 站或坐姿都可，低頭以雙手虛掌拍打雙眼 108 下，拍打時不可過於用力，早晚各一次，對於預防青光眼、白內障等有效，也可阻止近視度數增加的幅度。（步驟 1 → 3）

方法 2：加強保養，起床睡前以指腹按摩

1. 前一晚睡前，於床邊放濕毛巾，將手洗淨擦乾，兩手食指與大拇指互搓

36 下，以倒扣的方式，用大拇指以順時針從眉頭畫圈按摩整個眼眶 36 下，做完後直接閉眼睡覺。

2. 早上起床前、在眼睛尚未張開時，先以前一晚床邊準備的濕毛巾擦淨雙手，兩手食指大拇指互搓 36 下，同樣以倒扣方式，用大拇指以順時針方向，從眉頭畫圈按摩整個眼眶 36 下後，再將眼睛慢慢張開。

方法 3：即時保養，搓熱雙手矇眼

如果平日用眼過度，眼睛感到痠脹時，可直接搓熱雙手加熱、矇眼約 5 分鐘後再慢慢張開，即可消除疲勞。（步驟 1 ～ 3）

【跟我一起做】

■步驟1

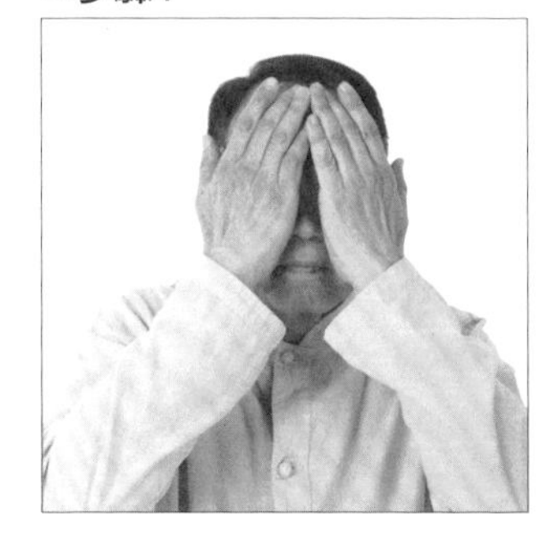

■步驟2

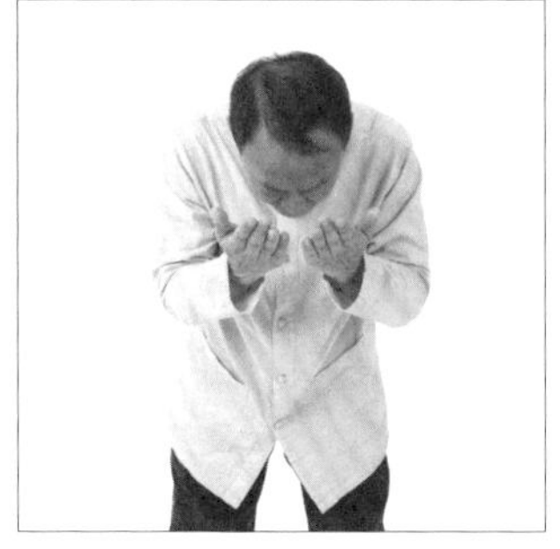

■步驟3

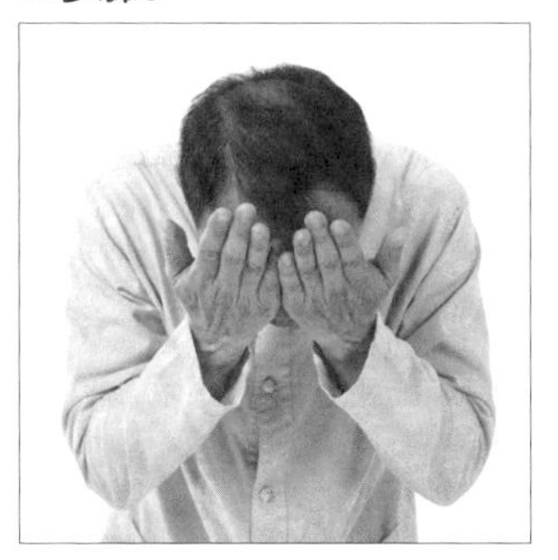

【貼心提醒】

要避免3C產品直接傷眼，使用時螢幕亮度可調低、不要在黑暗的環境中使用、可配戴適當的濾藍光鏡片，或加貼可過綠藍光與紫外線的螢幕保護貼等，如果眼睛已經出現大量黑影、視力模糊或不明閃光時，應盡速就醫。

【05.耳鈍返耳順】

耳朵是人體的五感中最容易被忽略的器官，很多人以為輕微重聽對生活影響不大，其實，有醫學研究指出，聽力衰退會明顯提高罹患失智症的風險；可想而知，聽力一旦衰退，與人的溝通機會就會大幅降低，久而久之，感到孤單或被孤立時，也提升了罹患失智症的機率。

《黃帝內經》說：「耳者，宗脈之所聚也」，意即耳朵是人體信息的窗口，就像人體的縮小版，身體的任何部位都能在耳朵上找到相對應的穴位，屬於「全息」，只要按摩全耳，就等於間接刺激了全身的各大器官，有很好的保健養生作用。

另一方面，全身臟腑經絡只要出現問題，也會反映在耳朵上，因此中醫也採行耳診來觀察病人的身體狀況。例如觀察耳廓的位置、大小、厚薄、形態、顏色、血管及其他表現物，如丘疹、脫屑等變化；或者，會用手指觸摸形態改變等，窺探身體內臟腑器的健康狀態。

方法：全耳按摩

1. 雙手食指置於雙耳內，與大拇指一起抓住耳廓後向下拉至耳垂，共36下。（步驟 1 → 2）
2. 接著以雙手食指往雙耳內扣，與大拇指共同抓住耳背向外拉，共 36 下。（步驟 3）
3. 雙手大拇指往耳廓內扣並向上拉，共 36 下。
4. 最後用雙手大拇指在兩耳內順時針轉 36 下。（步驟 4）
5. 雙手手掌拍耳朵 108 下，拍的時候眼睛、嘴巴自然張開。(步驟 5 ～ 7)

【跟我一起做】

■步驟1

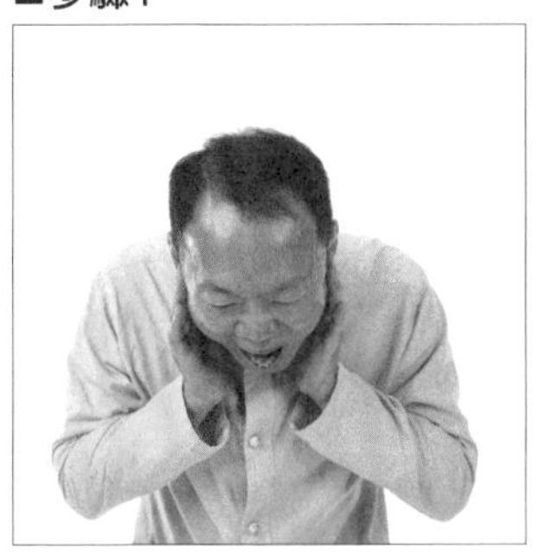

■步驟2

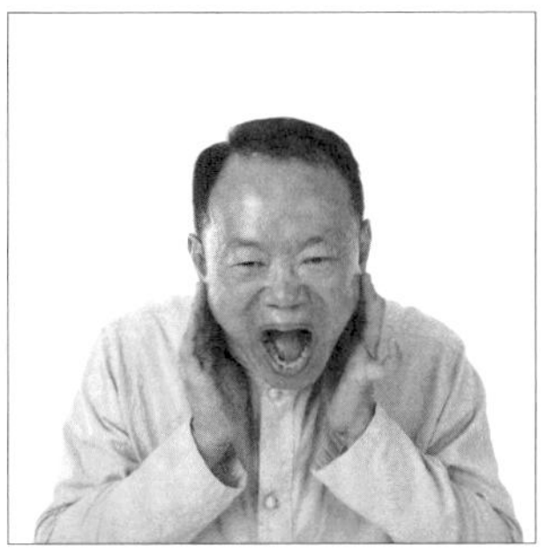

■步驟3

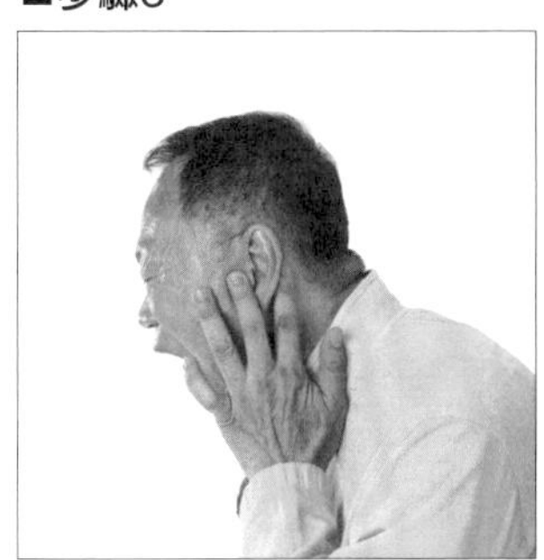

■步驟4

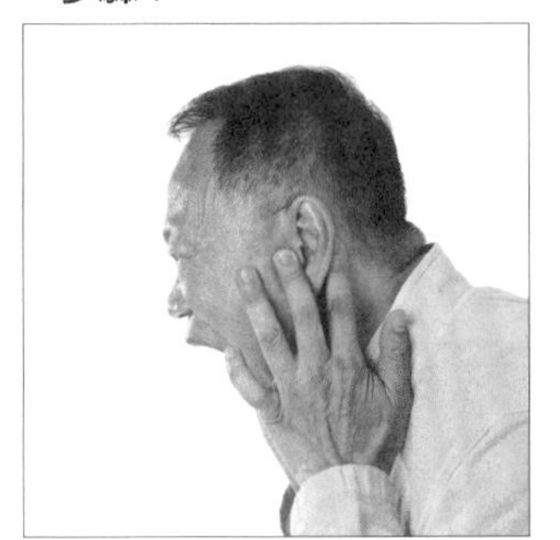

■步驟5

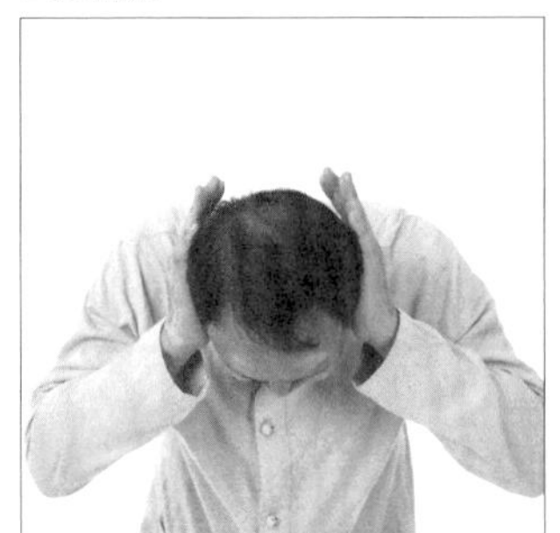

■步驟6

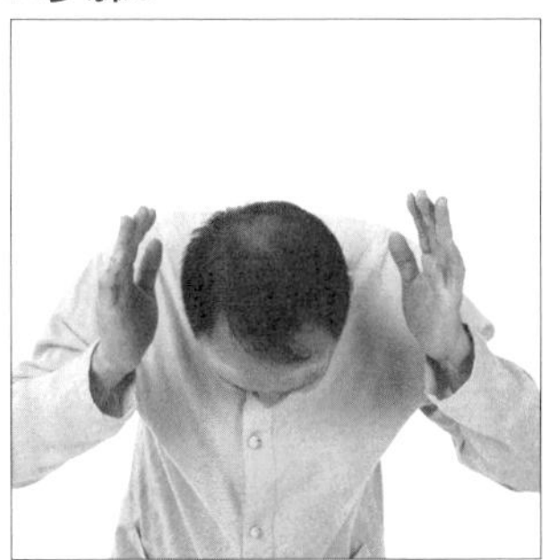

■步驟7

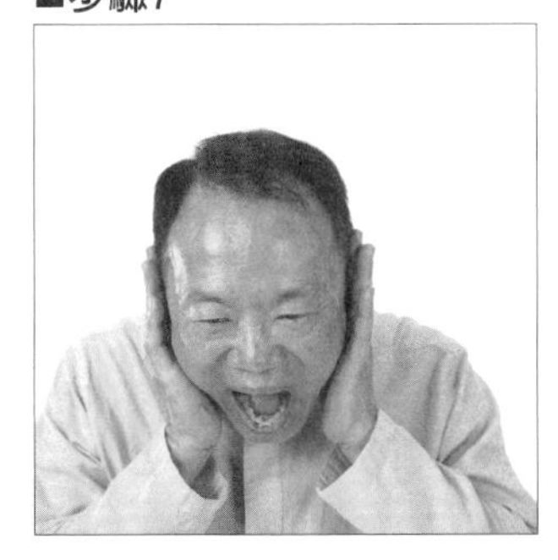

【貼心提醒】

預防耳力退化，除了要避免長期持續性暴露在高分貝環境下，也不建議亂掏耳朵以免感染，倘若有疼痛、發炎現象時，應盡速就醫，以免日後留下禍根傷及耳力。

【06.顧齒又保齦】

口腔健康是全身健康的基礎，一旦出了問題，可能成為慢性疾病的幫兇；無論是齲齒、牙周病，都可能對健康造成傷害。近期醫學研究發現，牙周病會影響糖尿病患血糖的控制，還會增加心臟病、中風、吸入性肺炎等的罹患風險。

口腔要健康，除了要做好徹底清潔、定期檢查外，牙齦的保健也不可輕忽。許多人不知道中醫在牙齒保健上也有著墨，認為牙齒會出毛病與腎、腸胃系統有關。上牙床屬於胃經、下牙床屬大腸經，因此若採穴位治療時，會針灸足三里穴（上牙床）、合谷穴（下牙床）。此外，時時按摩此兩穴，對於牙周保健也具有相當功效。

從另一個觀點來看，牙齒的作用為咀嚼食物，若平日多吃富含纖維的蔬果，或者質地堅實的食物，也可對牙齦起到按摩作用。同時，進食時若能細嚼慢嚥，不但可充分磨碎食物，對牙囊也有很好的按摩效果。

方法 1：手掌抹臉顧牙齦

1. 雙手搓 36 下產生能量。
2. 先用右手從左臉耳下開始，以全手掌進行抹臉動作，滑至右臉耳下。在滑動的同時，頭部自然往反方向轉。（步驟 1 → 2）
3. 接著，以同樣的方式換手進行，雙手來回，各 36 次。（步驟 3 → 4）
4. 此法可順便活動頸椎，改善並舒緩因使用 3C 產品所產生的肩頸痠痛。

【跟我一起做】

■步驟1

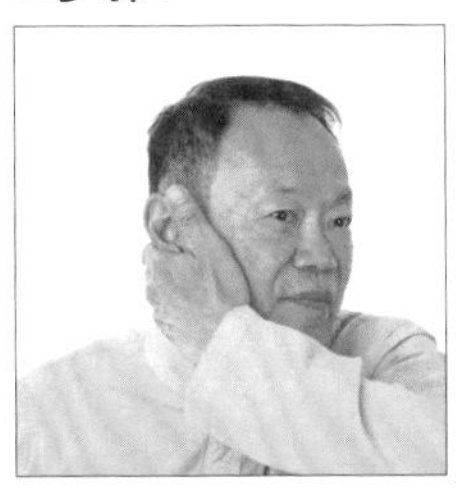

■步驟2

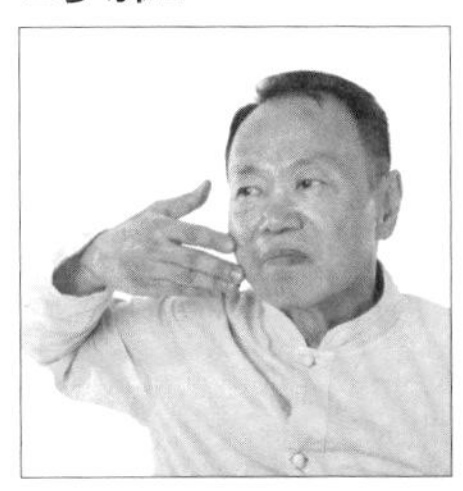

■步驟3

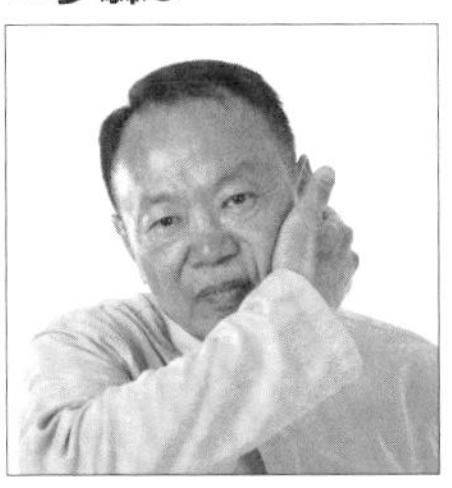

■步驟4

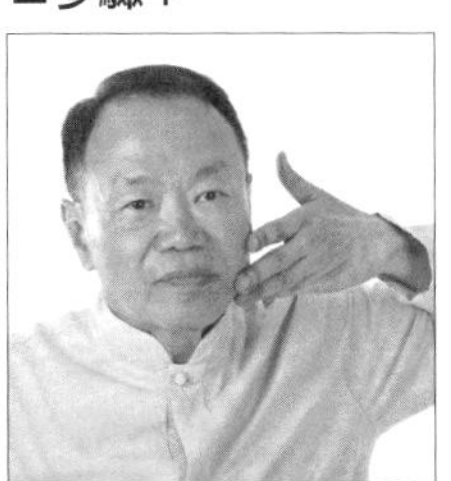

方法 2：低頭拍嘴改善發炎

1. 雙手搓 36 下產生能量。
2. 採站姿，雙腳微張；低頭，先將右手置於後腦；嘴張開，以左手虛掌拍打嘴 52 下。（步驟 1→2）
3. 接著換手進行 52 下。（步驟 3→4）
4. 此法是以震盪的方式，讓牙齒、口腔改善並減少如鵝口瘡等發炎現象，可達到保健效果；也對舒緩輕微喉嚨疼痛有效。

【跟我一起做】

■步驟1

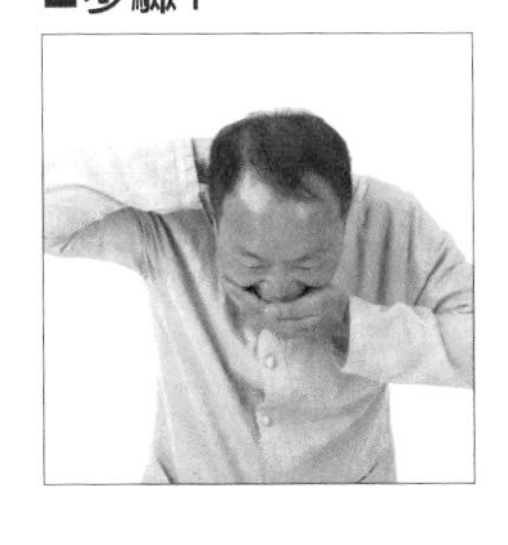

■步驟2

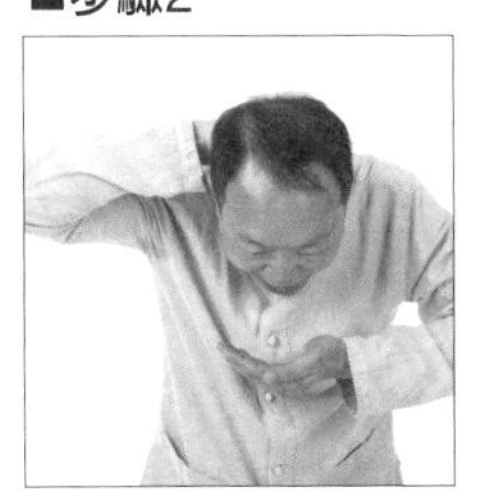

■步驟3

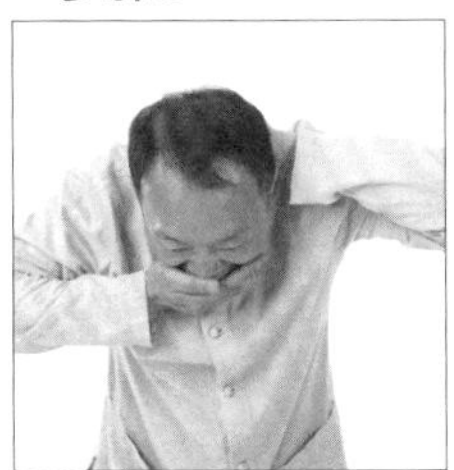

■步驟4

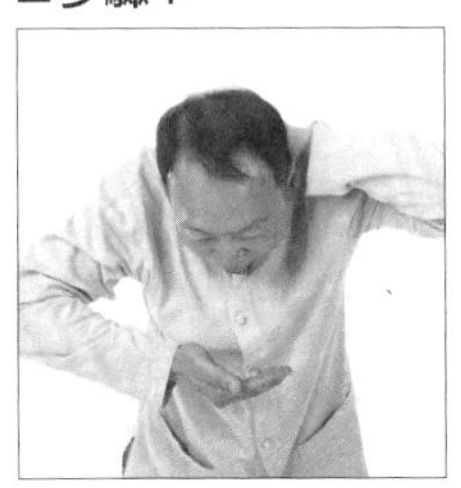

【貼心提醒】

愛吃刺激性食物、生活作息不正常、經常熬夜、口腔衛生差、抵抗力差的人，常會出現嘴破火氣大的現象。輕微的嘴破，潰瘍可能只有一、兩個，但嚴重時也有出現一大片的情形，或者有嘴角潰瘍等狀況發生。這時除了要改變生活飲食習慣，可多吃綠色食物（青色入肝）及較微寒涼的瓜果類；但如果一、兩週後潰瘍狀況仍未改善，或者有擴大現象，務必盡早就醫，降低癌前病變轉為癌症的可能性。

【07.舒緩頭悶痛】

頭頂為諸陽之會，也是五臟精華之血、六腑清陽之氣的匯集之地，如果臟腑受到病邪侵擾，讓氣血的調節功能失去平衡，就會使外感、內陰的邪氣隨著經絡侵犯到頭頂，因而產生頭痛。

頭痛的類型很多，包括外感型與內傷型兩大類，外感型頭痛多半是因為著涼、受寒或飲食等外在因素造成，類似因感冒引起。通常發病劇烈、又怕吹風，但病程較短；內傷型主要是因體內經絡組塞所導致，病程較久，可能是因為肝火上升、生活緊張、壓力大、睡眠不足而引發的內分泌與自律神經失調，常伴隨血壓升高、肩頸痠痛等病症。

要改善頭痛，可以中藥、針灸、推拿、按摩等療法來舒緩。至於偏頭痛，則可多按摩少陽經穴位（如太陽穴），也可達到改善的作用。

方法：梳頭功

1. 先搓雙手 36 下產熱，再以手掌順序拍打百會穴、四神聰穴、大椎穴、肩井穴。
2. 使用牛角材質的扁平梳。齒梳作用在頭皮時，必須照顧到每個部位，且力道不能過輕或過重，否則會起不了按摩的作用甚或傷害到頭皮。左右各 54 下，共 108 下。（步驟 1 → 4）
3. 最好每天早晨起床及睡前各做一次，可有效改善經常性的頭痛症狀。

【跟我一起做】

■步驟1

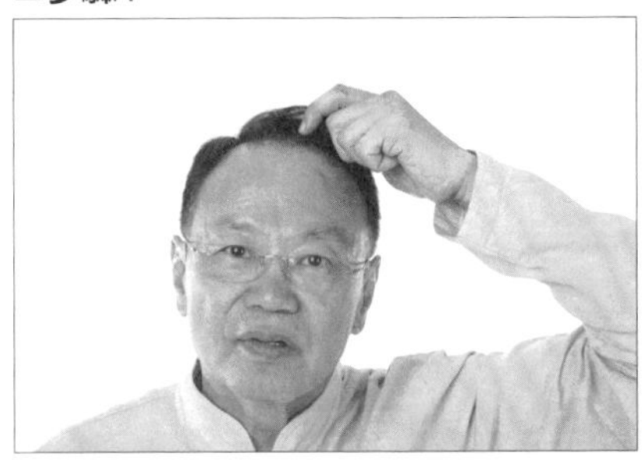

■步驟2

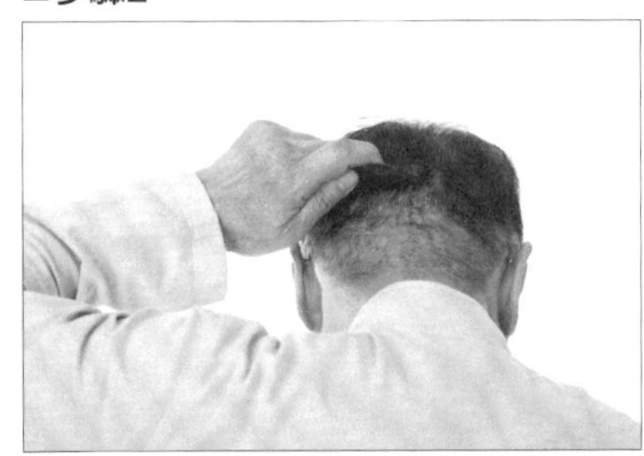

■步驟3

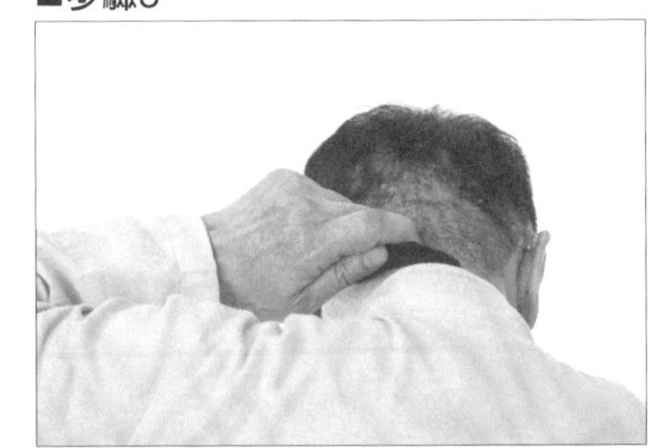

■步驟4

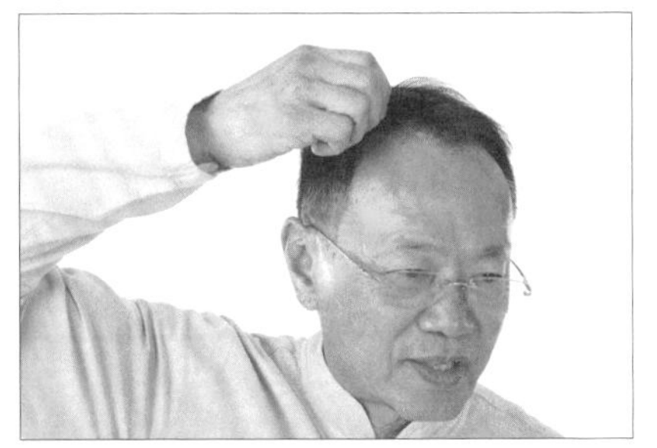

【貼心提醒】

引發頭痛的原因很多，無論是成人或小孩，如果頭痛一陣子且試過經絡按摩仍無法獲得改善，甚至合併下列情形，例如：近期腦部曾受傷、突發性的劇烈頭痛、疼痛狀況愈來愈嚴重、伴隨發燒噁心或嘔吐、咳嗽或打噴嚏時忽然頭痛劇烈、半夜被痛醒時，就是危險訊號，必須進一步就醫診治。

【08.搓頸保健康】

上班族長期坐著工作、過度使用電腦及手持裝置，難免產生肩頸痠痛的困擾。而造成肩頸痠痛的主要原因，除了姿勢不正確、長期重複同一動作，再加上緊張壓力等多重因素，就容易引發肩頸部位肌肉、神經緊繃的現象。

絕大部分的肩頸痠痛都是暫時性的，只要適度休息、留意行起坐臥時保持正確姿勢，大多能獲得改善。若想利用針灸按摩的方式，則可對肩井穴、百會穴、大椎穴進行按壓，也可讓肌肉放鬆，適時得到緩解。

不過，在進行頸部按摩時需特別小心，頸部周圍結構複雜，有不少從頸椎通向腦部的神經與血管密佈其中，許多罹患有高血壓、高血脂的中老年人，若出現血管病變，多於頸內動脈產生硬化，如果隨便按摩，容易造成硬化斑塊剝落，隨血液進入顱內造成阻塞引發中風。因此，若要請他人按摩，最好由專業人士操作，並避免觸碰頸動脈位置。

方法：抹頸消腫脹

1. 雙手搓 36 下產生能量。
2. 先用左手從右頸肩胛骨處往左邊進行抹頸動作，換手進行，兩手交互抹頸左右算一次，共 9 次 18 下。有喉嚨痛等症狀者，可增加至 18 次 36 下。（步驟 1 → 5）
3. 此法可改善肩頸脹痛感，同時也可減少淋巴結的產生。

【跟我一起做】

■步驟1

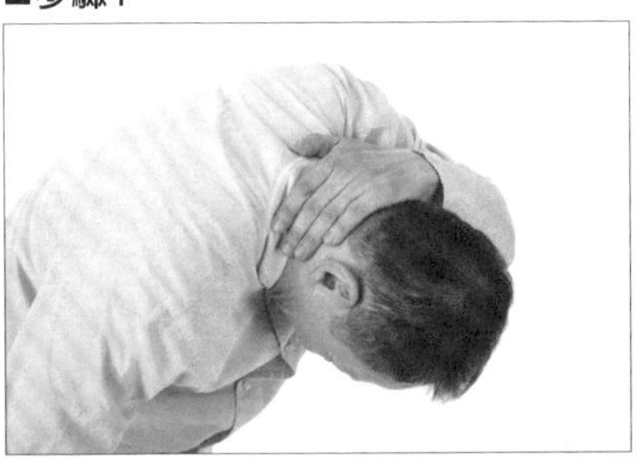

■步驟2

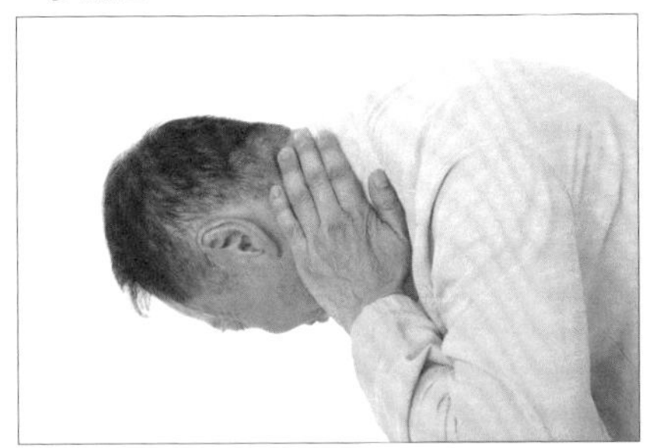

■步驟3

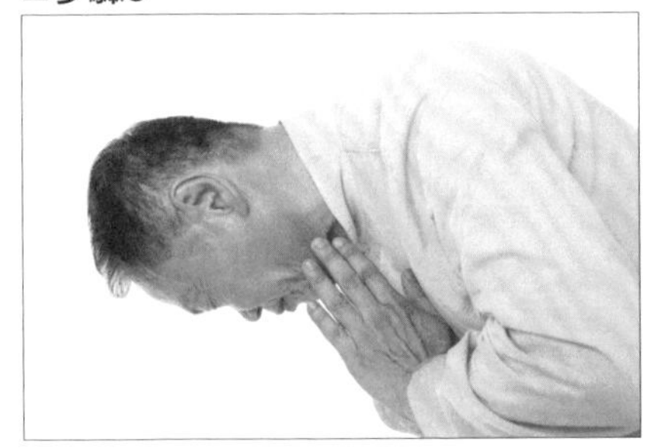

■步驟4

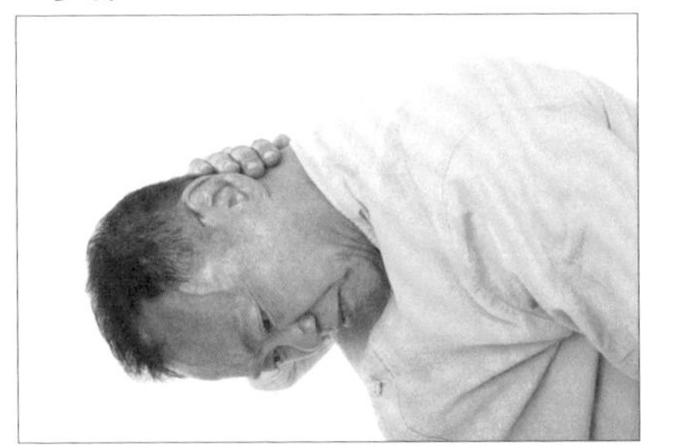

■步驟5

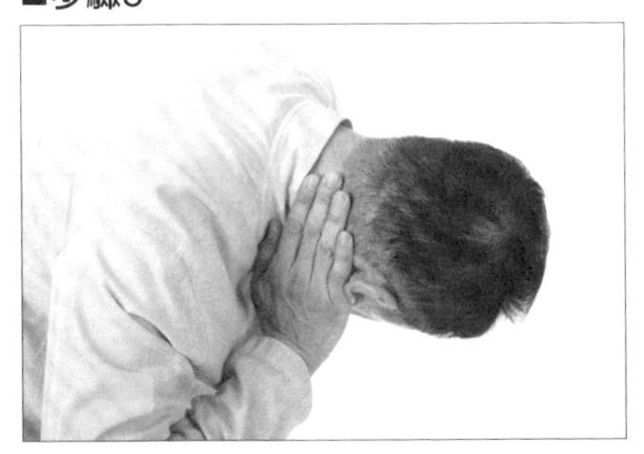

【貼心提醒】

落枕也是造成肩頸痠痛的主因，通常是由於枕頭高度或材質不當，讓頸部長時間處於過度彎曲或伸展狀態，而讓頸椎肌肉受到拉扯而受傷。因此，枕頭的高度一定要適合自己，如果習慣側躺的人，枕頭高度可以稍高，讓肩膀能平貼於床面較佳；仰躺時，前額要與下巴保持水平，脖子與枕頭密合，頭部微仰5度角，背部不懸空為原則。

【09.三陰三陽手部按摩】

好發於 40 至 50 歲之間的「肩周炎」，也就是俗稱的「五十肩」，是肩關節囊由於急性或慢性發炎造成沾黏，讓肩膀的活動角度受到限制，甚至出現活動時疼痛。原因多半是肩膀曾經受過傷，或有退化性肌腱炎，而讓關節部位出現腫痛不舒服，又因疼痛導致不敢活動而逐漸發生沾黏，最終可能造成肩關節活動功能逐漸喪失。

雖然單純的關節囊膜沾黏而引起的五十肩，即使不治療手臂也會慢慢復原，但在尚未復原前，就必需忍受疼痛與生活上的不便；況且復原後，即使不痛，手臂活動也有侷限，無法如以往般靈活。

其實，要對付五十肩，最好的方法就是適度伸展與活動，若不想動刀或用藥物治療，可以中醫針灸的方式搭配外用敷藥，達到活血化瘀的效果，平日保養或復健時，不妨讓肩部注意保暖，或者多多按摩筋絡或穴位（如曲池穴、合谷穴、外關穴等），維持血液循環的通暢，才能常保肩部健康。

方法：三陰三陽手部按摩

1. 起身站立，雙手搓 36 下產生能量。
2. 雙手自然垂放，先做三陰手，再以右手掌心從左肩開始往下撫觸全手 36 下，同時想像將身上的穢氣往外帶離。（步驟 1 → 4）
3. 換左手進行，同樣從右肩膀往下開始撫摸全手 36 下，想像將身上的穢氣帶離。
4. 接著做三陽手；先以右手掌心，從左背面肩往下撫觸全手 36 下，同時想像將身上的穢氣往外帶離。

5. 換左手進行。同樣從右背面肩膀往下撫摸全手 36 下，想像將身上的穢氣帶離。

【跟我一起做】

■步驟1

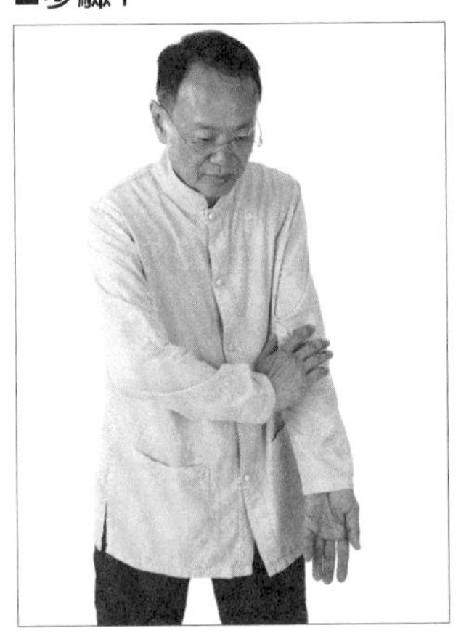

■步驟2

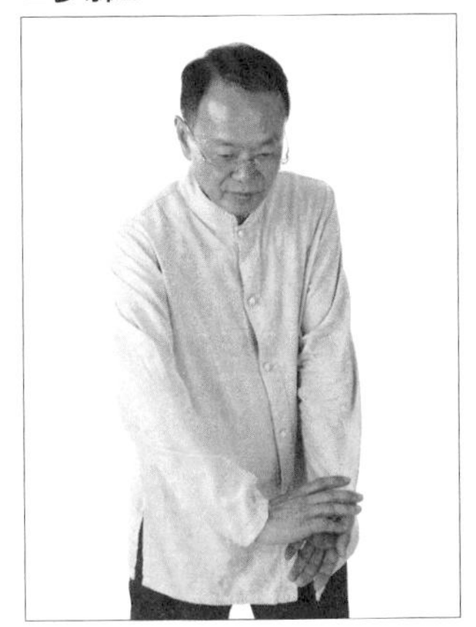

■步驟3

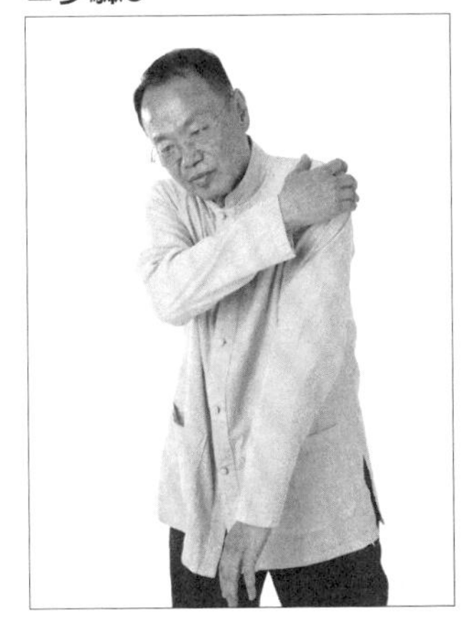

■步驟4

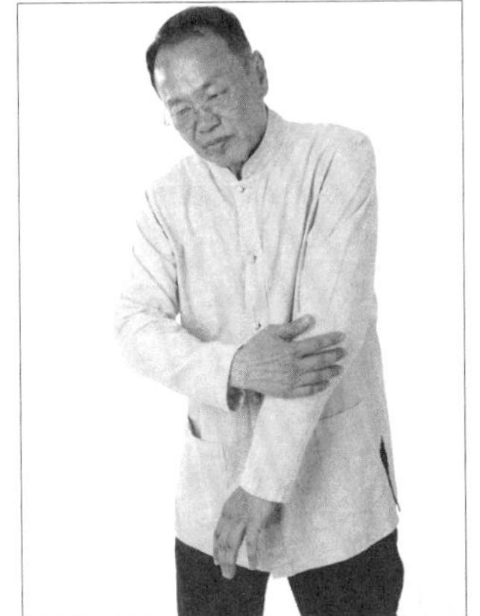

【貼心提醒】

對於有五十肩、媽媽手或肩部疼痛的人，平日可多做肩關節的內旋與外旋活動，例如摸後背、梳頭等動作，以防止肩周炎的沾黏。此外，也要多保暖，加強肩部活動鍛鍊，常見如手部爬牆、體後拉手、拉單槓等伸展運動。

【10.強心調體】

心臟病的可怕在於發病快速，甚至會有先兆不明顯而令人措手不及。西醫角度看心絞痛在於冠狀動脈供血不足，導致心肌急遽、暫時缺血與缺氧所引起的綜合臨床症狀，可能伴隨有胸悶、胸痛；中醫則稱心絞痛為「真心痛」、「厥心痛」、「胸痺」，意指此病為腎氣虧損、腎陽虛衰、心陽不足，加上憂思勞頓、飲食營養過剩等因素，導致推動血脈的力量少而產生缺血。

心臟是人體很重要的器官，傳統中醫認為心臟外有一層保護膜可以保護心臟，此膜就是心包。而心包經正是通過分隔胸腹的三焦中的膻中、中脘、陰交等三個重要穴位的經脈，從胸部到側腹、手內側、手掌、中指連貫下來。當心包經出現異常，若按摩胸部的膻中穴就會出現疼痛感。

在平日的保養上，可以多多刺激手掌中間的心包經、手心的勞宮穴、以及手肘中間位置的郤門穴等，讓血液流通順暢，對於防治心絞痛、降低動脈粥狀硬化的機率很有效用。

方法：敲打膻中穴

1. 雙手搓 36 下產生熱能量。
2. 先以左掌敲打兩乳間的膻中穴 52 下後，換右手進行敲打 52 下。（步驟 1 → 2）
3. 若原本就有心臟方面的疾病，切忌用力過重，可循序漸進。

【跟我一起做】

■步驟1

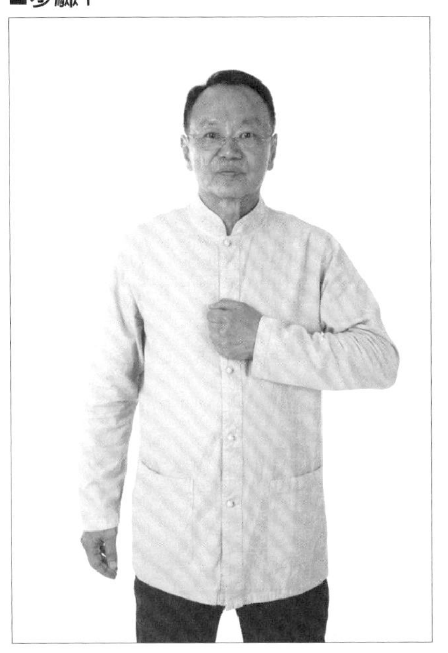

■步驟2

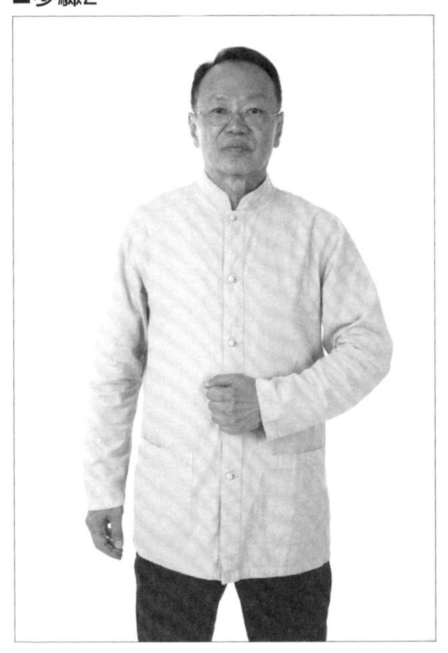

【貼心提醒】

急性發作時，可先以西藥控制病情，待症狀緩解，再以此法做為保養之法；且平日應隨時監測心跳狀況，觀察有無心率不整問題，同時需改變生活作息，適度運動並維持理想體重，更要避免食用高熱量、高膽固醇等食物，少量多餐，少吃刺激性食物，多採地中海式飲食法以降低發作機率。

【11.八卦陰陽敲出好腸胃】

中醫認為「脾為後天之本」，若要強化脾胃讓功能正常，就必須飲食均衡，才能讓五臟六腑及經絡氣血跟著旺盛。尤其地處濕熱的亞熱帶，潮濕的氣候一路從春天到夏天，腸胃的神經敏感，加上工作壓力大的人比比皆是，腸胃問題普遍不好。

脾胃功能一旦不好，就容易出現便秘或腹瀉、脹氣、胃痛等腸胃問題，在飲食上，除了要掌握定時定量原則，也要避免吃太多寒涼的食物、飲食不要過快、情緒平穩等，都有助於保養。

此外，要顧好脾胃，也可透過按摩療法來調整身體的狀況、增強胃部的機能，甚至預防腸胃道疾病的發生。平日可進行脾胃保健的養生穴道，以足三里、中脘、血海、上巨虛穴等穴位為主，這些都屬補脾胃的重要穴道，平日稍加按摩，也有改善並治療脾胃問題的效果。

方法：八卦陰陽敲腸胃

1. 雙手搓 36 下產生熱能。
2. 起身，左手虛拳敲中脘穴 52 下，右手虛拳敲 52 下。
3. 左手虛拳敲關元穴 52 下，右手敲關元穴 52 下。
4. 將左手以虛拳置於肚臍下方，右手放在肚臍上方，兩手以順時針方向及逆時針方向（類似八卦形式）左右敲打共 308 下。（步驟 1 → 5）
5. 敲打時，身體自然朝著敲打的方向微傾，藉著微傾姿勢調整活化脊椎。
6. 結束時，以右手為最後一下結束，已達陰陽平衡。

【跟我一起做】

■步驟1

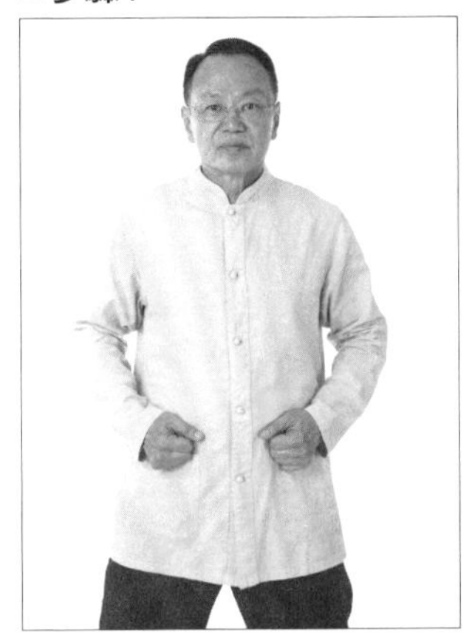

■步驟2

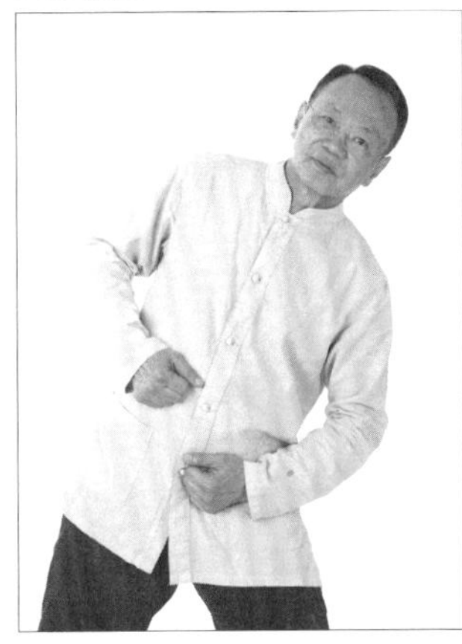

■步驟3

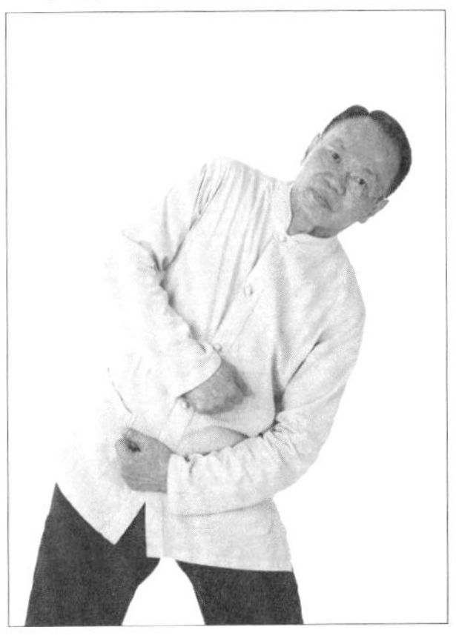

■步驟4

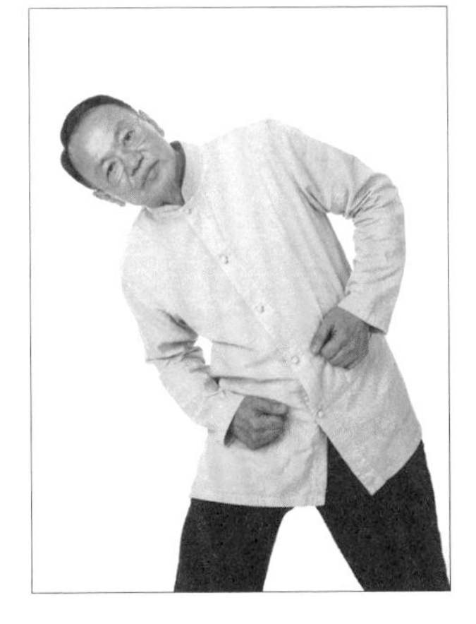

■步驟5

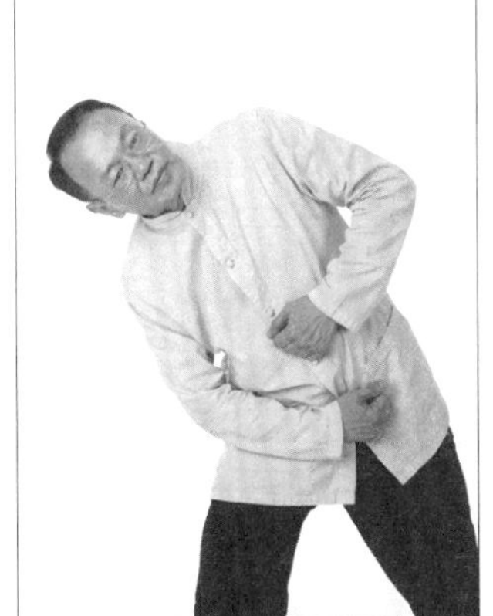

【貼心提醒】

脾胃在五行中屬土，要讓土地化生萬物，就應該要有適當的溫度。很多人的早餐為求便利，都以冰冷的食物或飲料來當作第一餐，這其實會阻礙身體氣血的運行，讓體內各系統更加收縮、血液流通不順暢。因此，早上的第一口飲食，應該要選擇溫熱的食物。

【12.護膝養腳力】

年齡過了40歲，膝關節開始退化，這時如果不保養，等到50、60歲後，就容易出現膝蓋軟骨退化的情形，包括上下樓梯困難或下蹲後無法站起等，有時還會有膝蓋、關節發涼、伴隨痠痛的感覺。

退化性膝關節在中醫觀念中屬於「痺症」及「風濕」，也就是在關節肢體部位，出現痠痛麻重及伸展不開等症狀。疼痛的主因多半是氣血壅塞、淤滯所導致。在治療上，除了可以中藥治療，也能運用針灸及傷科療法，有舒緩疼痛、放鬆關節僵硬的效果。當然，亦可透過正確的按摩、推拿及外敷藥物來局部刺激、加強代謝，改善膝關節的血液淋巴循環，以促進軟骨的自我修復。

方法：陰陽雙拳敲打膝蓋

1. 雙手搓36下產生熱能。
2. 採坐姿，先以雙手敲打血海穴36啟動腎氣。（步驟1→2）
3. 雙手虛拳以左陽右陰旋轉方式下敲打左腳膝蓋108下；接著換邊進行36。觀想氣往膝蓋灌入，加入能量。（步驟3→5）

【貼心提醒】

如果膝蓋真的很痛，建議上樓梯一次踩兩階，下樓梯以腳尖先落地，一階一階下。

【跟我一起做】

■步驟1

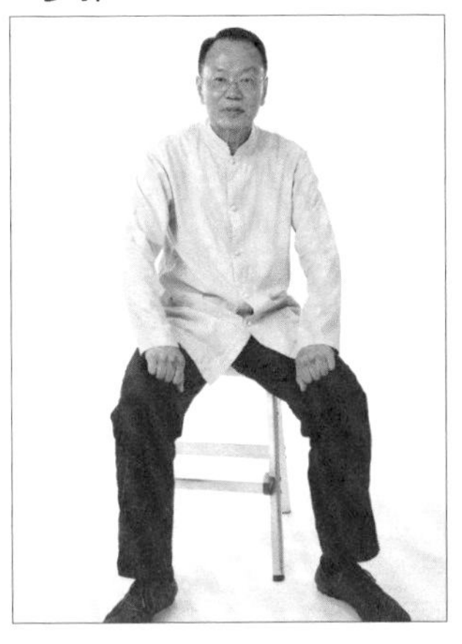

■步驟2

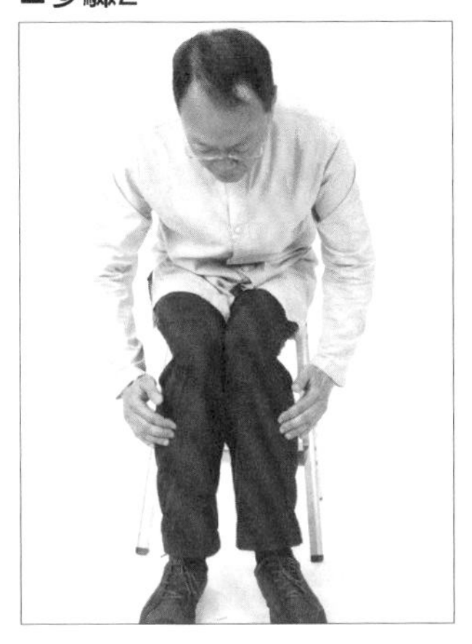

■步驟3

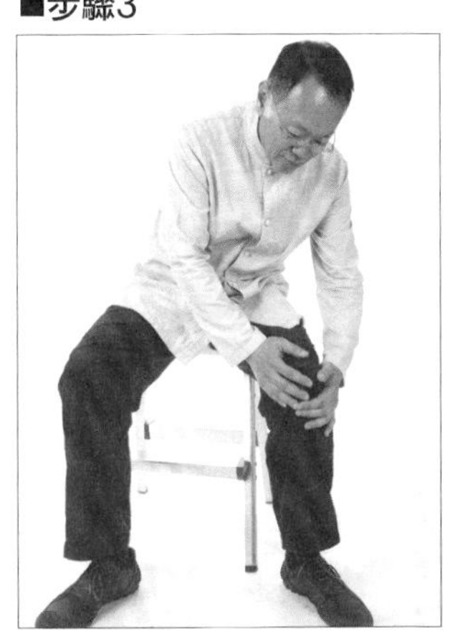

■步驟4

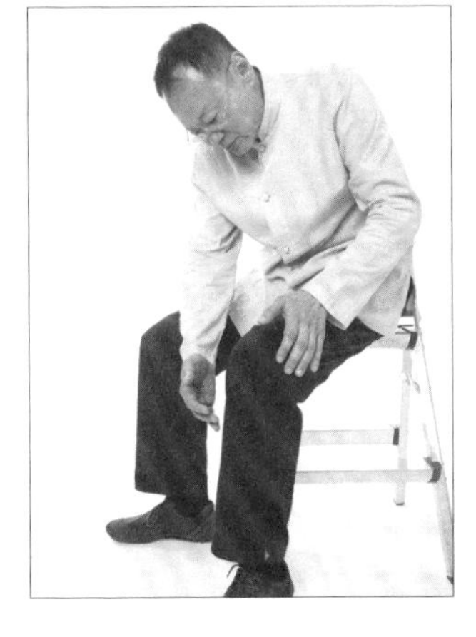

■步驟5

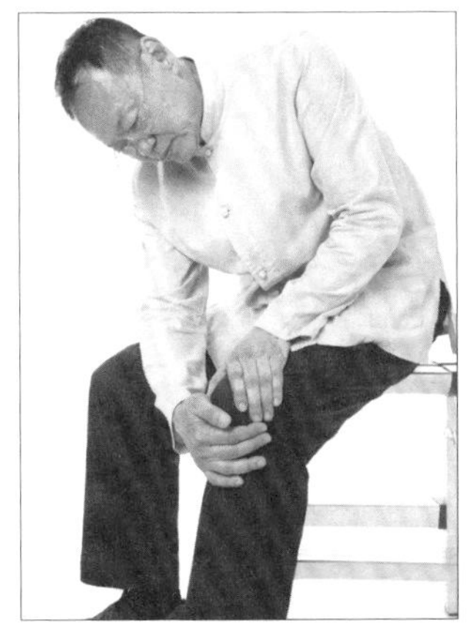

【貼心提醒】

膝蓋保養重在預防，若要延緩關節損壞，最好改變生活型態，減少爬樓梯、爬山、長跑等需要耗損膝蓋的運動；多採健走、游泳、騎腳踏車等運動。此外，平日打掃做家事時，也要盡量避免跪姿過久，並養成喝牛乳的習慣，以補充鈣質；更要減少背負過重的物品，如背抱小孩、提重物等。體重過重者更應該節制，適度減輕體重以降低膝關節承受的壓力。若有症狀出現時，可穿著護膝給予支撐，並著重保暖預防痠痛感。

【13.生殖問題】

現代人普遍受不孕影響，多數都採行現代生殖醫學技術，例如荷爾蒙療法、人工生殖或試管嬰兒等方式，幫助父母達到傳宗接代的任務，雖說受孕率提高，但若子宮內的環境不好，懷孕過程仍然必須擔心受怕。

中醫的強項就在於調理，無論是子宮的功能或男女生殖等相關問題，都可透過平日的按摩保養加強功能性。可改善的症狀包括不孕、性功能障礙、經期不順、痛經等。傳統醫學認為，男女的生殖問題與腎有密切關係，女性子宮問題又與氣虛血瘀、肝腎氣血不足有關，若事先排除是器質性病變，如輸卵管不通等，即可利用指壓按摩方式幫助調節恢復正常的生理機能。

方法：虛掌敲打命門、神闕、八髎

1.站立，雙腳張開比肩膀還寬。上半身微彎，右手置於神闕穴，左手置於背後的命門穴。（步驟1）

2.右手以虛掌敲打神闕穴52下，左手以虛掌敲打命門穴52下，兩手要同時敲。（步驟2～3）

3.接下來，再左、右手交換，以左手虛掌敲命門穴、右手虛掌敲神闕穴，雙手同時敲，各敲52下。

4.雙手置於腎的位置，輕拍52下。（步驟4）

5.左手虛掌敲八髎穴52下，同時右手扶著關元穴以保護反向的肚子氣場。（步驟5～6）

6.換手，以右手虛掌敲八髎穴52下，同時左手扶著關元穴以保護反向的肚子氣場。

【跟我一起做】

■步驟1

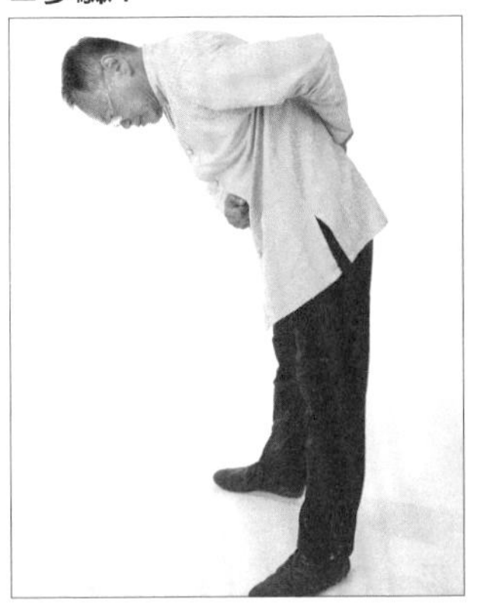

■步驟2

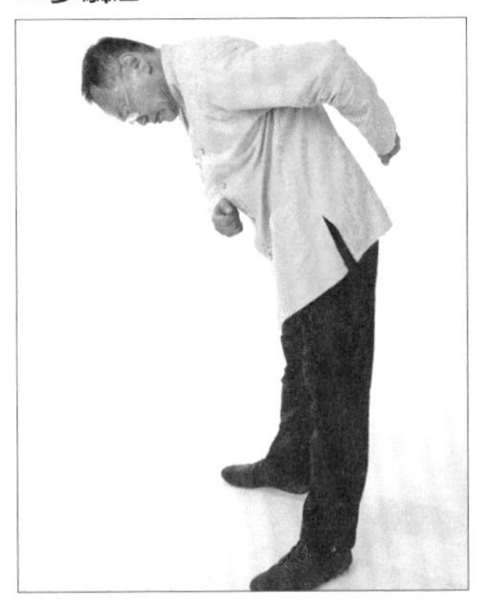

■步驟3

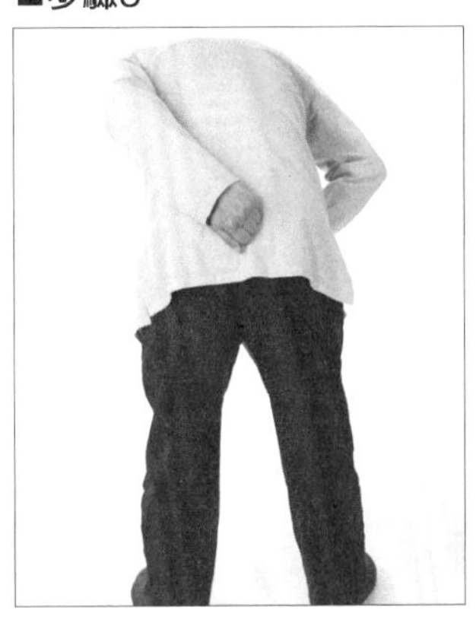

■步驟4

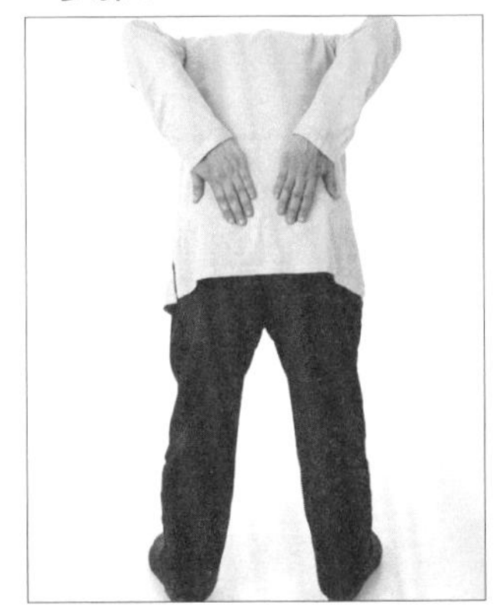

■步驟5

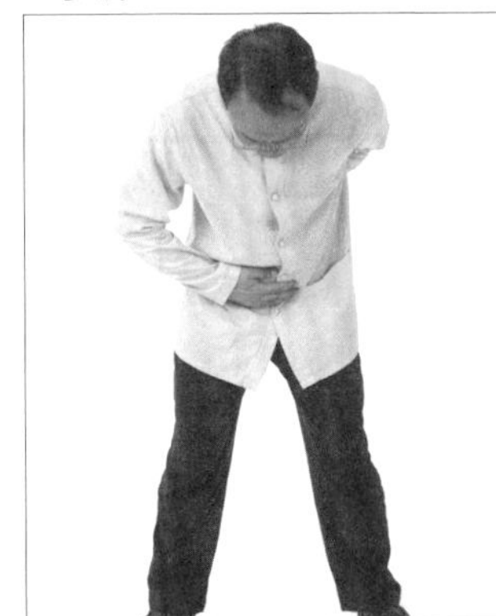

■步驟6

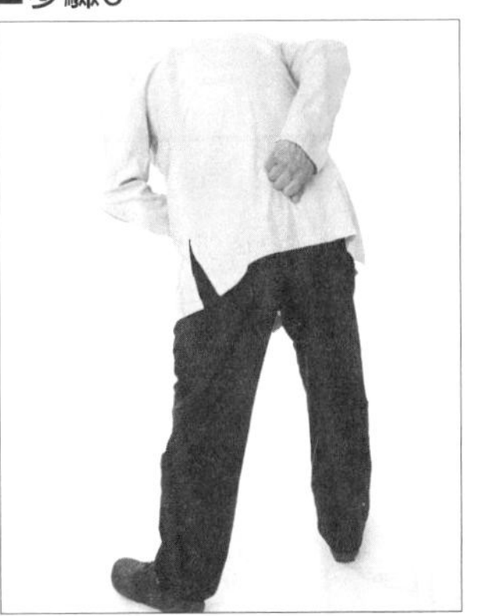

【貼心提醒】

右手手刀先敲左腳三陰交穴52下，再換手以左手手刀敲右腳三陰交穴52下。三陰交穴是每一位婦女不可不知的要穴，是調理經期、治療生理痛等的重要穴位。對於婦科疾病、生理痛、白帶、月經失調、不孕症、子宮下垂等都有效果；也可改善遺精、陽痿、尿道炎、膀胱炎等生殖器疾患。

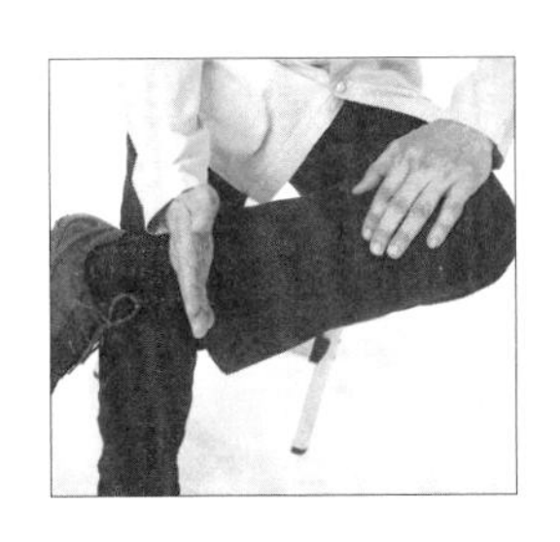

【14.按出好脾氣】

壓力與睡眠可影響一個人的心神，古籍中就曾記載：「人臥則血歸於肝」。夜晚 11 點到凌晨 3 點間，人體的循行經脈正運行在肝經，此時若熟睡可利於養肝，人的精神、情緒甚至免疫功能也會自然變好；反之，若長期失眠、睡眠不足或生活作息不正常，就容易導致氣血失衡，肝火上旺。

與脾氣有關的穴位為太衝穴、太谿穴、復溜穴及湧泉穴，平日可多按摩此四穴，就能改變心神脾氣，當然，自己也要改變信念才能事半功倍。最好的方式是在知道要發脾氣前，先深呼吸，心中數數從 1 至 10，接著再從 10 倒數到 1，自然就能緩和情緒。

方法：按摩四穴改脾氣

1. 夜晚睡覺前，先以雙手搓 36 下產生能量。
2. 接著以手指或按摩棒依序按壓復溜、太谿、太沖、湧泉穴，各 36 下。

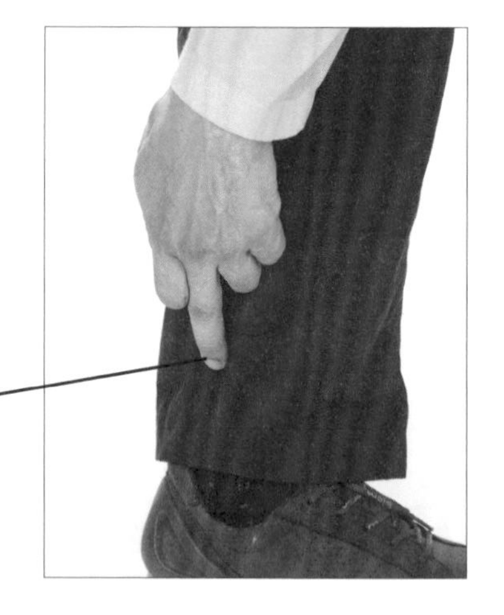

【貼心提醒】

情緒與脾氣雖與個人修養有關，但若長期處於生活緊張、睡眠不足的情況下，難免會有擦槍走火的可能。在遇到情緒不穩定的當下，或許可掌握下列幾個小原則幫助消氣，包括：沖個冷水澡穩定情緒、出去散步遠離當下環境、準備跑步鞋出門小跑步或運動來調整情緒，也可聽聽喜歡的音樂舒緩心靈；若無法即時遠離所處環境，這時最好做個深呼吸，在一吸一吐間，氣很快就消了。

【15.舒壓緩情緒】

中醫的七情內傷指的是喜、怒、憂、思、悲、恐、驚，與臟腑活動有密切關聯性，而外界的刺激也會作用於相對應的臟腑，表現出的情緒反應也不一樣。從另一個層面來說，情緒失調亦會直接傷害臟腑，尤其是突然、強烈，或長期累積的情緒刺激，都會超出身體的負荷，造成功能紊亂，導致疾病的產生。因此，如何舒緩情緒，也是養生保健的重要一環。

《黃帝內經》認為，負面情緒的產生是因經絡中能量產生阻塞，只要疏通經絡，就可以消除不良情緒對人體產生的垃圾，相對地，也可改善或消除不良情緒。

方法：全耳按摩

1. 雙手食指置於雙耳內，與大拇指一起抓住耳廓後向下拉至耳垂，共36下。
2. 以雙手食指往雙耳內扣，與大拇指共同抓住耳背向外拉，共 36 下。
3. 雙手大拇指往耳廓內扣並向上拉，共 36 下。
4. 最後用雙手大拇指在兩耳內順逆時針轉 36 下。
5. 在全耳按摩的同時，精神也會慢慢集中、情緒得到舒緩，搭配搓手，就能平穩情緒與壓力。

【貼心提醒】

有統計顯示，上班族星期一Monday Blue最常請假，也許可以循著下列方式來度過苦悶的週一。例如：星期天盡量安排靜態活動，提早就寢，避免飲酒與咖啡，以免影響睡眠品質。預先計畫週一的工作目標與計畫；當天，提早半小時起床並出門，利用空檔做喜歡的事情；晚上安排與好友聚餐聊天，犒賞一天的辛勞等。

【16.預防小感冒】

感冒就是傷風，發生的原因多半為氣候突變、外邪侵入人體。從西醫角度來看，分為普通感冒及流行性感冒，是因為病毒或細菌所引起的上呼吸道感染；中醫辨症則分成風寒、風熱及胃腸三種類型。

理論上罹患普通感冒大約在七至十天就可復原，但有些人在感冒其他症狀都結束後，仍然出現久咳現象，除了少數是因為併發症所引發的持續咳嗽，其他多半是因為氣管變得敏感不穩定，一旦受到外界的刺激，如冷風、菸味等，讓咳嗽加劇。

在消除咳嗽上，相傳有許多小秘方可以運用，包括在早上煮開水時，將瓷碗放在水壺鍋蓋上，等水滾後將雞蛋打入碗中，趁熱沖入攪拌；也有建議可加入薑汁，趁熱喝，就可舒緩咳嗽症狀，特別適用於因寒涼所引發的咳嗽、以及久咳不癒等。

方法：搓手 36 下後交扣整手

一發現有感冒症狀、身體不對勁時，可立即將雙手搓 36 下使其發熱，之後兩手相扣，做整手的動作，就可達到舒緩改善的功效。

【貼心提醒】

人在運動時會大量冒汗、新陳代謝加速，使得體內的毒素排出速度加快。然而，在激烈運動後約24小時之內，身體內的免疫細胞就會因為新陳代謝過度加速而開始罷工，這會讓免疫力降低，也給了細菌與病毒快速繁殖的機會，使其趁機通過血液或呼吸道時，入侵心臟或是身體其他重要器官，造成其他器官也跟著發炎、甚至衰竭。因此，一般建議在感冒初期、症狀嚴重時，最好不要進行激烈運動。

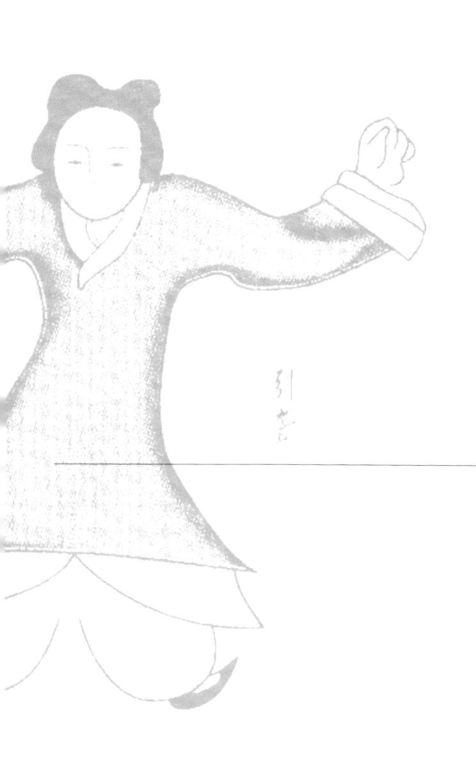

第五章
天人互動

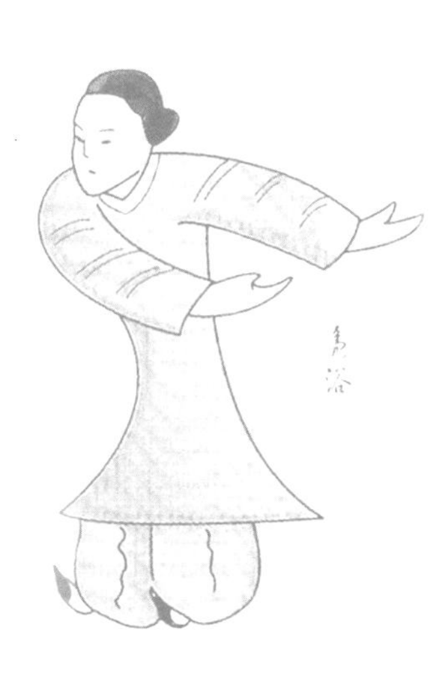

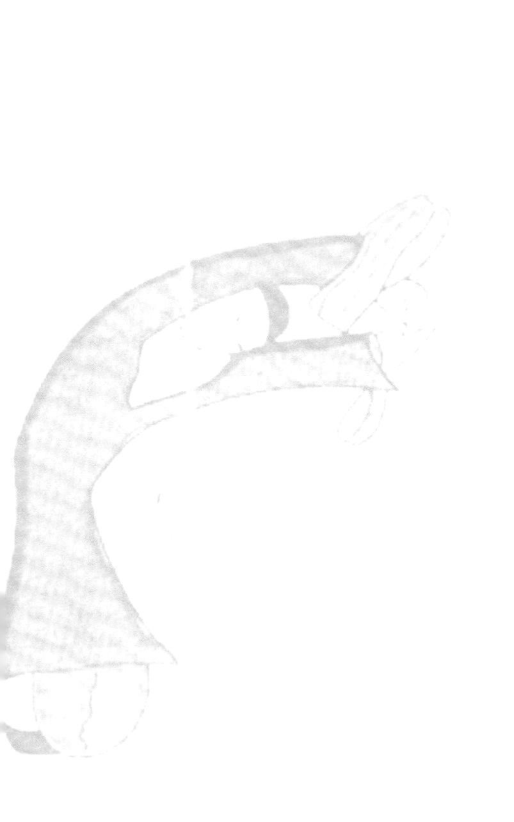

5-1 道藏築基功

《道藏》是道家思想及道教經典的大匯集，所有道教的論著，包含方術、科儀、天文、地理、科技、醫藥、諸子百家，都收錄在此。第一部《開元道藏》是唐玄宗時編的，毀散於安史之亂。第二部《政和萬壽道藏》是宋徽宗時編的，毀散於金人入侵。第三部《玄都道藏》是元朝蒙古人編的，亦毀散於戰火。最後一部則是明萬曆帝時編的《正統道藏》，之後又編了《萬曆續道藏》。此二部於當代合印為《道藏》，一部現在在北京的白雲觀，另一部則收藏在日本內廳。此外，尚有古代的《敦煌道藏》和現代的《中華道藏》，以及一些非常少見而珍貴、當時沒有被明代收入的道經，稱之為《藏外道經》，其中包括道教史極著名的陳博老祖的書與葛洪的《神仙傳》，還有在《正統道藏》中，不知為何而失收的一些殘餘的《太平經》等不勝枚舉。其實世上還有很多很好、卻流散在外的道教書籍，都值得我們去注意而珍惜。

《道藏》中關於養生醫學的書很多，例如《黃帝陰符經》、《黃帝內經》、《黃帝外經》、《黃帝歸藏易》，以及老子的《道德經》、《老子常清靜經》、《太上老君內丹書》、《抱朴子》、《養生銘》、《千金要方》等，都講到天人合一、返樸歸真，也有很修煉的丹道功法。

我們借用魏伯陽在著名的《周易參同契》書中之「築基」二字，引申為練功要打好基礎的意思，因為基礎打得愈深愈穩，功法就愈強大，如此才能自救救人。至於所謂「築基百日」，我以為此乃為一概數，因各種功法要掌握訣竅，有時超過百日甚久，有時亦可不過百日，端看其功理及功序。

東漢魏伯陽《周易參同契》中的修行功理甚為精湛，功序層次分明，看似繁複，但有其境界，簡略整理說明如下。

其功序九品為：皈心、築基、按爐、結丹、還丹、溫養、脫胎、懸珠、還虛。

一品皈心——煉性命之性，就是回歸自己的「　本體」，乃無形之心。

二品築基——煉性命之命，就是好好練功，強健身體，乃有形之肉體。

三品按爐——身體的濁氣慢慢消失，後天的顯症病痛也逐漸消除。

四品結丹——身體的清氣慢慢出現，先天療癒能力隨調息而自由調度。

五品還丹——每次靜坐可以聽到鳥語，聞到花香與大自然光芒融合。

六品溫養——在還丹的基礎上，功法駕御自如，可以自救亦可以救人。

七品脫胎——外形變年輕，皮膚像嬰兒般光滑潤澤，眼睛清澈明亮。

八品懸珠——煉成此品時，雙目呈現碧藍，此境界一般人似難達到。

九品還虛——人與天地合而為一、五德兼備，無以名其形狀，至高境界。

《道藏》中還有一部很好的書，乃陶弘景所著之《養性延命錄》，最早提到了發出六個聲音可以治病。這六個字訣分別是：呵字治心、嘘字治肝、呼字治脾、呬字治肺、吹字治腎、嘻字治三焦及膽。這功法本來屬於靜功，就是發出：呵～虛～呼～呬～吹～嘻，六個聲音。

到了宋代鄒樸庵的《太上正軸六氣訣》加上動作，六字訣就變成了動功，功法如下：呵心，單手要托天；嘘肝，雙眼要睜開；呼脾，搓口呼出氣；呬肺，雙手可托天；吹腎，平坐雙手可抱膝；嘻三焦，平臥側臥嘻出氣。

至於六氣訣有什麼好處，明代高濂的《遵生八箋》中記載：

呵通于心，去心之一切熱。

嘘通于肝，去肝經一切熱。

呼通于脾，去脾胃一切濁氣。

呬通于肺，去肺中一切積氣。

吹通于腎，去腎中一切虛熱之氣。

嘻通於三焦及膽，去一切客熱之氣。客，即指外來之邪氣。

此法看起來相當方便，若哪一個臟腑有毛病，就對應一個字、出一口氣，治的都是些實症。

《聖濟總錄》說「疾已即止」，就是說病症消失，就可停止練習。不過有些人的病症是虛中有實，實中有虛，上實下虛，上虛下實。也就是在「虛實不定」的情況下，出氣不宜太用力，因為六字訣皆以泄法為主。

鄒樸庵又說：只要每個字唸六遍，六六三十六，就是「小周天」。再針對某症對應某臟腑各唸十八遍，也是三十六，加起來計七十二遍，最後將六個字各唸六遍，又是三十六，如此共計一百零八遍，稱之為「大周天」。這六字訣可以單獨，也可以配合其他功法一起練，就像冶病對症下藥配方一樣。但需切記，這六字訣雖然能發散外邪，然而身子很弱，發虛汗的人少練；練功過程中如果頭會暈、心悸、出了虛汗，就立刻收功。

5-2 導引靜動功

這一節介紹氣功的源流，再談談導引，說明靜功、動功的功理並指出其要訣，最後提出本功法和其聯繫關係。

氣功源流由來

《行氣玉佩銘》是戰國初年一件十二面體小玉柱，每一面都刻有功訣，總共只有四十五個字。

〈原文〉

行氣，深則蓄，蓄則伸，伸則下，下則定，定則固，固則萌，萌則長，長則退，退則天。天幾舂在上，地幾舂在下，順則生，逆則死。

大意是：

吸氣深入，蓄氣至丹田，再慢慢吐氣。彷彿草木萌芽，緩緩往上伸，一直升到頂，天機就朝上，地機就往下動，順此行之則生，逆此行之則死。這順逆其實是一種功序，而生死只是一種比喻。大約是說，照此法做，會活得長久的意思。我們發現：幾乎以後所有的氣功法，都符合這個功序。

【導引】

導引又是何意？《莊子刻意篇》云：「吹呴呼吸，吐故納新，熊經鳥伸，為壽而已。此導引之士，養形之人，彭祖壽考者之所好也。」前兩句講的是呼吸的方法，後兩句講的是運動的方法，所謂「導氣令和，引體令柔」，可見導引主至少包含了兩套功法：一套是呼吸運動，另一套是肢體運動。

又《一切經音義》記載：「凡人自摩自捏，伸縮手足，除勞去煩，名為導引」。《素問．金匱真言論》按蹻注云：「按謂按摩，蹻謂捷者之，舉手動足，是謂導引」。可見導引又是一套按摩運動。而《道樞陰府篇》亦云：「吐納練五臟，導引開百關」。

可見導引既有呼吸吐納，又有肢體運動，還有按摩手法。此外，有些動作又看似舞蹈，不管導引它是什麼，總而言之，都可以讓人健康長壽。因此導引就是《行氣玉佩銘》一脈相傳，代代衍生出來的一套綜合健康操，可以讓所有人健康快樂，又長壽的活著！

【靜功：靜中有動】

不論或坐或站或臥，基本上，靜功就是身體不移動的功法。比如行氣、吐納、靜坐、參禪、上觀等，但此靜非死寂不動，乃靜中有動，就是練了以後，內氣循環好，雜念摒除、人神清氣爽，常練還可以延年益壽。靜功通常有三個要訣：調身、調息和調心。

1. 調身：就是全身放鬆。不管站立或坐臥，任何姿勢都放鬆。但其鬆，要鬆而不懈、柔而不僵，意即關節不打緊、肌肉不緊繃、心情放平靜。

2. 調息：就是深長的呼吸，不快不慢的呼吸，細微的呼吸，心情寧靜的呼吸，一種不刻意的自然的呼吸。

3. 調心：是把意念放在身體的某些部位。人一靜坐，片刻之間心猿意馬，首先浮起的就是雜念，不理會它，讓這些雜念慢慢沉澱至底，然後把不舒服的症狀集中起來，緩緩吐一口長氣放出去。此時，心就進入一種平靜的狀態，這種狀態處於興奮與睡眠之間，所謂「綿綿不斷，若存若亡」，簡而言之，身體放鬆、呼吸均勻、心情平靜，自自然然的狀態就可以了。

靜坐有時候身體內部時涼時熱，氣到處亂串，到某些部位又像是卡住了，又脹又痛，非常難受，此乃「內氣不止」又稱氣串或岔氣。此時可以虛掌拍膽經風市穴、脾經血海穴、督脈命門穴，手法需輕快，但不要太大力，氣機就順暢了。

有時內氣在體內運轉，引發身體顫抖，起初只是輕微抖動，慢慢就會停止，有人卻劇烈搖動、不能自控，甚至失去常態，此乃「外動不已」。這個時候不必緊張，把身體放鬆，心裡想個太極 S 形，做幾次緩慢的深呼吸，就可以收功了。

【動功：動中有靜】

現在說說動功，古代的動功很多，比如五禽戲、易筋經、八段錦、太極拳、老子按摩法，延年九轉法等。動功有個特色，就是隨著不同的功法，體位會改變，身體會移動，有時站、有時坐、有時走，但四肢配合動作，也有拍打按摩，步法也很活，總之肢體動之搖之。華陀云：「動搖則谷氣得消，血脈流通，譬如戶樞，終不朽也」，於是發明了五禽戲。這套動作模仿虎的威猛、熊的穩健、鹿的安舒、猿的靈活、鳥的輕捷。

此外，少林的達摩《易筋經》，「經」就是方法，「筋」為外筋骨內臟腑，「易 」則是改變！精氣神都改變，變強壯了！所以稱之為「易筋經」。

「易筋經」雖只有十二式，但可以使弱的筋變強，縮的筋變長、糜的筋變壯、鬆的筋變韌、攣的筋變舒。簡言之，練易筋經可以使平常人的筋骨轉弱為強，而使強者剛而帶韌，練武者更以「易筋經」為必修的入門功法。

「靜功」是靜中有動，靜氣而神活；「動功」則是動中求靜，形雖動而心平和。 靜功又通稱「內功」； 動功則通稱「外功」，這是一般的說法。

【動靜功】經穴歸元

我的功法是把導引功、動功與靜功融合起來。

站立時外靜而內動，旋轉時外動而內靜。當拍打按摩時，巧勁與內氣則裡應外合，氣沖病灶，引邪外出。

第一式起於感恩「天地合一」之合掌中；

第二式舒展於任督二脈，打通小周天，尾閭、夾脊、玉枕三大關；

第三式則意到氣行，依十二經脈奇經八脈流注，運轉大周天，再以拍打十八要穴，日日行之，使人心情愉快，體魄強壯，邪不甘擾，則病何從來？

5-3 督脈養骨功

以下從整體、動態、靜態、病能分別論述督脈之重要性。

整體觀

督脈所寄之形在脊椎，脊椎乃督脈所轄，其中軸骨位於背部中央，整體觀之，上端托起頭顱，下端以肋骨圍出胸腔，往下延伸出骨盆，再往下形成尖尖的尾骨，並藉由肱骨、鎖骨、骨盆，形塑出人形的框架。骨上束以韌帶、覆以肌肉，聯繫了上肢下肢，椎體前端由椎間盤相疊而成，隔出胸腔、腹腔，用以保護人體重要的器官及血管神經；後方則由椎弓、椎板、橫突、棘突等附件組成韌帶，將其聯繫，上覆以淺淺的肌肉。我們從體表可以觸摸到和脊椎的樣態，從而探知督脈及膀胱經之氣結和筋結，為打開背穴提供了很好的辨證資訊。而脊椎的中間是椎管，內部包覆脊髓，是人一切活動的神經中樞及訊息傳導路徑，可以把大腦下達的指令送到人體的任何部位。

這個功法的特點，就是以督脈為基礎，展開至全部的經絡系統。

首先督脈起於會陰，循背而行於身之後，上至風府入於腦，其脈氣與六條陽經多次交會，而交會之處即為本功法之要穴——「大椎穴」，並且帶脈出於第二腰椎繞腰一周。陽維脈與督脈亦交會於「風府穴」，所以說督脈乃陽脈之海，匯集並統率有的陽經。

其功能相應中樞神經系統的傳導功能，膀胱經分佈在督脈的兩側，背俞穴乃五臟六腑精氣之所注，相應自律神經系統所管轄之一切相關活動。膀胱經系連於腎互為表裡經，通腎之「命門穴」。命門、腎俞兩穴亦為本功法之大穴。肝主筋，肝經之血濡養諸筋，相應於肌肉執帶和筋腹之彈性韌性，穩固脊柱，避免錯骨分筋，造成脊椎側彎，或造成椎間板突出壓迫到脊椎神經。又脾主肌，其經筋著於脊足陽明胃之筋，上循脇屬脊，脾胃乃後天之本，攝取營養、生肌造肉，可為脊柱提供動態穩定的基礎，所以本功法開任脈之「中脘穴」，以調理脾胃；開胃經之「足三里穴」，以強壯筋骨；開肝經之「太衝穴」以引血下行；開脾之「血海穴」、「三陰交穴」，祛濕禦寒，溫熙命門之火，以鞏固脊柱，確保督脈。

靜態觀

天地造化，萬物始於海洋，魚游水中，悠然擺動，其椎平行，毫無重力之憂。及至兩棲動物登陸，匍匐前進，陸地不比海洋，地磁強大，氣候多變。兩棲動物雖然椎體平行，但為求生存，逐漸昂首抬頭，頸椎開始靈活，但僅得頸椎一個彎曲，身為哺乳類萬物之靈的人類則大大不同。人之胚胎浸於於母體羊水裡，彷彿在海洋之中漂浮，胸曲、骶曲，在胚胎時期就已經悄悄形成，即至破水而生出，人慢慢成長，要抬頭、爬行，又要站立、要行走，又要到處跑來跑去，如此動靜交替，姿態各有不同，生理曲度遂愈來愈完善。

為抗衡地磁，脊椎所承受的壓力，自頭至腳一級一級擴大，及至骶椎，遂愈加穩固。所以脊椎為了承載人體的重量，又為了配合人的生存活動，如頸椎支持人的抬頭；腰椎使人重心後移，軀幹遂更加穩定，既維持人之前後平衡，利於人之站立，最終將人帶著往四處活動。而胸曲、骶曲，則形成了胸腔及腹盆腔，如此，就把人體最重要的五臟六腑，放在一個既舒適又安全的容納空間中。而到底是什麼樣的結構，能讓脊椎如此剛強又具韌性呢？

首先，脊柱位於人體背部之正中線，人站於地面，恰與地磁方向一致，頭部至腹腔各部壓力逐級分佈而下。從側面看去，脊椎則呈 S 型，頸椎前凸、胸椎後凸、腰椎前凸、腰椎後，計有四個彎曲 , 總共有三十二到三十四塊形狀複雜的脊椎骨互相連結，形成微彎的 S 型曲線以維持中軸平衡，並可吸收衝擊力。頸部有七塊椎骨，胸部有十二塊椎骨，腰部有五塊椎骨，骨盤後壁有五塊薦骨，下方剛有三至五塊的尾骨。圓柱狀的椎體和弓狀的椎弓，形塑出一塊塊的椎骨，再相互環繞成椎孔，各個椎骨的椎孔最終連成一條脊柱管，內部藏有重要的脊髓，脊髓中有神經往來通過，一直延伸到人體末端。自第二頸椎到至第五腰椎止，椎體和椎體之間都有椎間盤，椎間盤的中央有髓核，髓核是類似果凍般的柔軟組織，旁環繞以纖維環，所以椎間盤像個彈性的墊子，墊在椎體和椎體之間以減緩衝擊力。

在練習本功法的時候，任你前俯、後仰、扭臀、旋腰再加上手擺，甚至跳動，這些椎間盤就像一條長約一公尺長的大彈簧，形成優越的彈性系數，可以減緩來自地面的衝擊力，有效保護腦部不受到任何傷害。

功法中的伸展動作，伸展了脊柱十到二十公分，就可防止脊椎神經可能受到的壓迫。每一次的前俯、後仰，甚至旋轉、環轉時，都產生Ｓ型的太極勁，恰好符合椎柱Ｓ型的結構，反利用了地磁對人類的有限性，達到符合人體健康合理又盡情的延展追求。

此外，當我們坐下來的時候，下肢的壓力雖然釋放了，但上半身若還彎腰駝背，脊柱就會因壓縮而變短，如此工作時間愈長，壓力就愈大，脊椎就愈短，所以坐久了，記得起來練練功法。練完動功，再拍一拍各個大穴道，順一順氣，然後坐下，甚至躺下來休息一下。當人平躺的時候，全身脊椎壓力也會自然消失，所以一覺醒來，感覺整個人好像長高了，那是因為脊柱得到了伸展。就像太空人在無重力的狀態下生活，脊柱可以得到盡情的伸展，會長高一些，等回到地面，地心引力又馬上把人拉回了原形！人年紀大時，由於**脊柱長時間不斷的使用脊柱，椎間盤的水分會慢慢流失，所以老人家看起來會比中壯年時稍矮，那是因為水分流失，導致脊椎變短，因此日日練功就很重要！**

動態觀

脊椎之動可以前屈、後仰、側屈、旋轉、環轉，是一套相當複雜的動作。但奇妙的是，椎柱和其相關的附件之間，始終存在著一種動靜平衡的關係。

首先椎體、附件、胸廓、骨盆透過椎間盤，維持了靜態平衡，是「內源性的穩定」。這個原型架構即使沒有了肌肉，脊椎依然挺立，不會崩解。

當功法採取站立、雙掌合十，調身調息調心完成時，我們的大腦即處於既不太興奮又不傾於睡眠的狀態，可謂「太虛返神」。這時，人的肌肉、韌帶、肌膜所構成的經筋系統，也處於一種柔軟舒適的狀態，那麼我們的經氣就會隨著每一次的吐納呼吸，慢慢的深聚於神闕、命門、關元等諸穴所在的丹田。接著依循任督二脈的路徑，不斷的沖刷流通，此即前述的「小周天」。而附著於椎體的肌肉和韌帶則維持了動力平衡，是「外源性的穩定」。

當我們功法運動起來的時候，肌肉、韌帶、筋膜所共構的經筋系統，則依據功法所產生的每一個動作，包括前屈、後仰、側屈、旋轉、環轉等，在十二經筋的結聚之間將勁力完全吸收緩衝，然後再瞬間重新釋放。

其身軀重心，定力於足之「湧泉」，以陰維、陰蹻兩脈維繫足三陰脈之氣，以陽維、陽蹻兩脈串流足三陽脈之氣，兩氣出於沖脈，勁轉於腰際帶脈，俯仰之間，將早深聚於「神闕」、「關元」、「命門」、丹田之經氣送達「中脘」，宣發於胸之「膻中」。同時頸椎之自然伸展，經氣已入大椎，聚於兩「風池」，抵「風府」，昇華至巔頂之「百會穴」。至此，依前胃經、側膽經、後膀胱經之路徑，三花聚頂，正氣如瀑布般內外沖刷。而手的擺動，膻中之氣亦同時上運至兩「肩井穴」，肩關節稍一轉動，氣即灌注至手三陰手三陽脈。

此時，十二經脈，奇經八脈全部開通，氣息周流，如環無端，即是「大周天」運轉。《黃帝陰符經》云：「宇宙在乎手，萬化生乎身」。達到天人互動的境界。

病能觀

脊椎就如同建築物的大樑，身體內的組織與臟腑，都靠這二十六根脊椎骨支撐，從頭顱到骨盆，少一個都不行。**身體的器官臟腑亦隨著常被人稱為「龍骨」的脊椎對稱生長，**我們的經脈，如督脈、膀胱經與脊柱平行分布的。

既然脊椎是大樑，那麼骨骼系統算是撐起身體能量的網絡，此網絡系統就是所謂的自律神經網，能接收體內外的各種刺激，它掌管血壓、呼吸、血管、睡眠、腸胃功能消化的調節功能，促使各臟腑與系統之間的活動相互呼應，最終形成統一的整體，其重要性實不言可喻。

脊椎骨本身是一個中空的管道，管內除了有自律神經外，還有脊髓、脊神經、動靜脈等，**一旦骨骼出了問題，發生錯位，身體就會出現各種大小毛病**。這些毛病不見得立即能找到病灶，這就是現代醫學常說的「亞健康狀態」。很多人總覺得自已疲憊、偏頭痛、腰痠背痛、眩暈等，去醫院又查不出什麼問題，其實都是脊椎病所引起。

脊椎病的重要性以往並未被發現，直到 2005 年，世界衛生組織才將脊椎病列為全球最易被忽視的十大衛生問題之一，可怕的是，這個疾病不只存在於老年人，**兒童因為姿勢不良導致脊椎側彎；青壯年（上班族）因長期坐於電腦前工作，導致椎間盤突出；老年人因骨質疏鬆造成脊椎壓迫性骨折等，全都是脊椎病的高危險族群。**

西醫學的角度認為，脊椎或脊髓發生問題，可能透過神經或經絡傳達到四肢與臟腑，從頭痛、眩暈、頸部僵硬、失眠、心煩，到胸悶、肩頸痠痛、全身無力、反應遲鈍，甚至胃痛、胃脹、咳嗽、腹瀉、便秘、肥胖、性功能不全、月經紊亂等，都與脊椎病密切關連。

中醫學的角度認為，人體的五臟六腑與脊椎關係密切，膀胱經分布在脊柱兩側，督脈從尾骨的「長強穴沿脊柱上行，再從腦後的「風府穴」進入大腦，經絡上的「肺俞穴」、「心俞穴」、「脾俞穴」、「腎俞穴」等都在脊椎兩側，一旦脊椎出問題，自然影響氣血的充盈、也會阻礙五臟六腑的氣血通順，讓臟腑功能的運行不順暢。因此，脊椎若是不健康，各種疾病就不斷。

某一個臟腑出現病變，也能透過脊椎骨來發現問題，甚至可以透過養護脊椎，拔除病根。舉例來說，**調理腎虛，「腎主骨生髓」的意思就是透過脊椎調理，反向刺激，讓腎臟的功能恢復正常，達到腎陰腎陽的平衡，改善腎虛。中醫的養生精髓可用一個字來形容：「和」，陰陽平衡、氣血調和，所有的精、氣、血、心神、津液都要達到平和的境界，不偏不倚，不多也不少，這樣才能讓人體正氣往上提，使人維持在最健康的狀態。我們練功法，就是要暢通與督脈所寄寓之脊椎，達到上述「致中和」的境界。**

以下詳述各椎病症。

【頸椎】

頸椎由七塊椎骨組成，是人體脊椎中體積最小，卻是靈活性、活動頻率及負重最大的一節，但同時也是人體最脆弱又位居要害的部位，裡頭布滿了大小動脈、神經還有重要的脊髓從此處通過。

現代人幾乎個個手持智慧手機，而且日夜不離，隨處可見。**不分年齡，形成所謂低頭族，於是頸椎病變遂成為一種文明病。頸椎如受傷，影響最大是頭顱**，日常生活中常見的頭痛、眩暈等，都可能是頸椎病變所引起，尤其是嚴重頭痛，**多半是因為頸椎位置改變，壓迫到頸神經，進而影響腦神經，使得肌肉血液循環變差，產生頭痛、眩暈。有時只要稍微按壓頸椎旁邊，就會陣陣痠痛**，嚴重時還會影響到眼睛、耳朵等。

保養頸椎，要先減少使用 3C 產品的時間，或者使用時要適度休息；同時加強鍛鍊頸部，改善局部血液循環，防止因僵硬而引發的頭痛現象。此外，睡覺的枕頭也可能影響頸椎的正常弧度，如果選擇不當，也會破壞頸椎原有的生理弧線，誘發頸椎病變。

【胸椎】

胸椎共有十二節，是脊椎中椎骨最多的一段。人體的脊椎中只有胸椎與肋骨相連，構成一個環狀的結構，其中包覆著最重要的心臟、肺、肝、腎等臟腑，它同時也可支撐上肢活動的背闊肌、斜方肌等。

胸椎內有豐富的神經系統，控制各個臟腑的功能，一旦胸椎出現損傷，內臟也會跟著遭殃，導致系列的症候群。例如，第一胸椎到第四胸椎是負責心臟與肺臟的活動，如果這段神經受損，**就可能出現心絞痛、冠心病、心律不整、胸悶氣短、呼吸急迫等症狀**；胸椎第五到八節，主要控制腹腔內臟器的活動，若是受損就會形成消化不良、腹瀉、胃痛等症狀。而第七胸椎與第八胸椎間主要是通向脾臟與胰臟，如果這部分受損或錯位，則會壓迫到控制胰島素分泌的交感神經，降低胰島素分泌，久而久之可能引起糖尿病。

胸椎錯位或受損，**通常與肌肉有關，只有少數是因為直接創傷所引起，大部分都是因姿勢不正確拉扯肌肉所致，因此，要放鬆肌肉就要保持正確姿勢**，避免長期固定同一個姿態。此外，情緒緊張也容易影響肌肉的鬆緊度，放鬆心情就能讓肌肉得到舒緩。

中醫對胸椎的養護在於平日保暖祛寒外，也鍛鍊胸背，例如可多游泳、擴胸運動，敲打檀中穴以護心；若要保養肺部，則可按摩或敲打「肺俞穴」等。

【腰椎】

腰椎是由五節腰椎骨所構成，數量雖然少於胸椎，卻支撐了全身約三分之一的重量。腰椎上連胸椎、下通骨盆，與人類下肢行走、活動協調性密不可分。又主掌男女的生育能力，如生殖神經系統，若有損傷，會直接影響女性子宮健康、男性泌尿系統等。此外，也主導下肢的運動神經，一旦受損，行走會變得不自然。

腰椎椎間盤最容易出現毛病，主因多是久坐不動、翹腳等姿勢，導致長期壓迫腰椎，最常出現的症狀是腰腿痠痛。腰椎間盤突出好發於老年人，但卻有愈來愈來年輕化的趨勢，因為坐的太久、過度疲勞，或者因為某些特殊行業，需要長期處於震動頻率下工作，**會讓腰椎不斷受到壓縮、拉伸而導致受傷，此外，腰部受寒也會影響血液循環，導致痠疼。**

腰椎間盤突出需要一段長時間的復健，現代醫學中多半使用藥物、手術或牽引復健等方式做治療。**但中醫以為平日的保養更顯重要**，如隨時保暖腰部、不要久坐、減少可能扭傷腰部的姿勢，如搬重物、大力咳嗽等。

而透過經絡按摩及功法，也有緩解疼痛、改善腰椎間盤突出症狀的效果，包括本書提出的三大功法，或者按摩「命門穴」、「腎俞穴」等都有所幫助。

【骨盆】

骨盆是**人體的根本，雖在最尾端，卻是生育新生命的神祕地帶**。骨盆的結構上寬下窄、前寬後窄，是由骶骨、尾骨和左右兩塊髖骨及其韌帶連結而成，人類的所有活動都需要靠骨盆支持。

如果把脊椎形容成建築物，那麼骨盆就是這座建築物的基礎底盤，小心它的形狀會隨著人體的錯誤姿勢而造成骨盆傾斜、扭轉、變形，甚至可能誘發臟腑功能異常、導致腰腿部的疾病。

古籍《難經 · 八難》指出，臍下瞬間動氣是五臟六腑之本，十二經脈之根源；更是許多養生要穴位的藏身之地處，包括下丹田、氣海、關元等，皆是人身體能量及營養的重要養護之地。

此外，中醫認為骨盆是女性胞宮所處，乃孕育生命的根本，**沖脈、任脈、督脈皆通過此處，可匯集天地之氣、集全身元氣，所以骨盤需要好好保護才行**。平日要戒除如翹二郎腿、習慣性駝背等不經意小動作；長期使用單側肩膀揹物或提重物、睡覺習慣側睡，這些習性長期累積下來，很容易讓骨盆出現歪斜損傷。

綜合論之，脊椎具有：1. 支撐軀幹 2. 承受自重亦可負重 3. 保護和脊髓中樞神經 4. 維持平衡活動 5. 確保中樞神經傳導之所有作用 6. 共構顱腔、胸腔、盆腔，安置並保護人體的重要器官等作用。

所以才說脊椎乃督脈所寄之形，脊椎之功能又體現了人的一切精神活動，故勤練功法可以養骨、養督脈，得以「形神俱全」。

5-4 自癒自覺功

我小時候曾經染上結核病，不但左肺、右肺都有破洞，且因為結核病需要長期用藥，久而久之就吃出了問題，不但讓肺出現初步鈣化，腎臟也有些微受損，也是因此緣故，決心學習動靜功。當時學習六妙法門的呼吸調息法，透過此靜功發掘出人有潛在自癒的真理，唯有回皈自癒，日後所練習的功法也有了指導性，進而可幫助解決身體上的問題。

先談六妙門，這是佛家智者大師創導於原始小乘佛經《阿含經》的妙法。佛陀原話只說：「息長知長，息短知短，息冷知冷，息暖知暖」。意思是，這是自然的呼吸狀態，但如果這狀態遇到了煩惱、產生病痛，可行功六妙門。其功法如下：

數（息）──數 1、2、3……先把心拉回來，不要害怕。

隨（息）──來回幾次自然的呼吸就可以了。

止（息）──介於呼吸之間的寧靜之海稍息而已。

觀（息）──隱症顯出，將病從陰引陽，是一種辨症法。就像將漏氣的輪胎浸入盆水中，找尋到漏氣的小破孔。

還（息）──重複以上步驟，一次又一次辨症，回歸到如嬰兒般自然呼吸。

人體的自覺會自然流露，產生自癒能力。

淨（息）──找到病灶，以意念守住部位，先沉澱，覺之、定之、化之。

最後要出息，也就是把所有煩惱痛苦一口氣全部放空出去，這樣就治療好了，神氣又很充沛，因此懷著感恩之心，回皈自性感謝「　光」[1]、感謝「本體」[2]！

動靜功在前面章節已詳述可記簡單的口訣如下：體先鬆，心即靜，靜吐納，丹田飽，引帶脈，行功法，任督通，周天運，太極成。

至於在練功過程中發生「內氣不止」、「外動不已」或「岔氣」等現象，在前一節靜功調息中曾稍提到，以下再加以詳述。

動──全身似有電流，身體會輕微抖動，甚至呈現手足舞蹈現象。

癢──皮膚會癢，特別在頭部面及胸部。

涼──在任脈神闕、中脘、膻中有微微涼意。

暖──全身慢慢溫暖起來。

輕──身體輕飄飄的。

重──身體很重，特別是下半身像被地吸住。

澀──皮膚摸起來有點粗糙，是呼吸的感覺。

滑──皮膚摸起有點油膩膩的，亦是呼吸的感覺。

這八觸是靜態極致後，體內因氣液之間的相互轉換，形成一種人體電能場位的暫時變動和重整，這些電能在體內深淺空間中到處移動，過程產生振動的現象，自會依十二經脈及奇經八脈的路徑循環，並在最終復歸於平靜，因此不必害怕，亦不需依戀，任其自然恢復平衡，八觸慢慢就會消失。

註1、2：此是一般人們自身所信仰的「神」、「佛」、「上帝」的名稱。

這八觸乃自發，非為誘發。自發者是內氣自然的，彷彿風吹體腔、水沖孔竅、血在脈奔，人體自然靜極轉動，動又復靜，內而外動，非常自然。

誘發者是自已有意想要使其動，還有走火的，呼吸喘急，氣息粗重，拍打、拍打氣就散了；也有看見幻像的。此時，只要張開眼睛，映入外景，心中默念感謝「　光」、感謝「　本體」，即可恢復正常，神清氣爽！

《周易參同契》中所提的八至九品層次，我們不必一定要達到「築基」所追求，就是要保全人的性命，命是肉體、性是心靈，性命交關的狀態，正是所有功法的目的。達到此一狀態的功法，無論導引術或六妙門，名相雖殊，但殊途同歸，就是練成一氣生機，讓此氣機在人體內外去除你身體的病痛，觸碰到你心靈的煩惱，包圍它們、並且定住它們，最終化掉它們！

但要如何化解？當任何功法練到讓你感覺到身體平和、心情舒坦，此時你的大腦皮質正處於一種既非興奮又非睡眠的狀態；你的肌肉系統正因剛才的練功而恢復了彈性；你的毛細孔微微張開、釋出含有些許水分的濁氣；你的心跳強而有力、卻不急促；你的呼吸不徐不急、自自然然；你的動脈搏動前進、靜脈向心復返，就像天道周流不息；你的淋巴系統正悄悄展開巡視全身上下、揪出可能入侵的病菌；而你的中樞神經系統自律神經系統，正有效的導電傳播；你的內分泌系統，特別是腎上腺素恰似燃燈之油，正所謂「心腎相交」、「坎離交媾」、「水火既濟」；而你的元神觀照，識神仰望，最終將互相擁抱成一種境界。

其實人的自覺，早就以各式各樣形式存在於日常生活之中，這些形式有時極為單純，例如喝一杯清茶、躲開一陣小雨、遇見一個失散多年的老友、想起還欠某人一些錢、看一場運動後莫名的感動、一些嘈雜的噪音和風吹樹葉的沙沙作響，或突然記不起親人原本熟悉的那張臉、在香爐煙霧繚繞中的喃喃自語、在聖殿光輝中的殷切祈告、在面向東方匍伏的來世贊頌、在竹林之間聽聞忽遠忽近的梵唄。

我到底在那裡？從何處來、到何處去？因人自己感受到深切的病痛和無名的煩腦，有形的肉體和無形的心靈就完完全全醒來了。在那種強烈想要活命的意志和跳出煩腦的努力之中，每一個細胞、每一件組織、每一套器官，都找到各自的來源，發揮各自的功能！因病痛而體會了自己肉體的脆弱，因害怕而領悟了心靈的柔軟，即使靜功不過是自然的呼吸；即使動功也不過是隨意的擺動幾下而已，但呼吸和擺動使我們的肉體知心靈，終於弄清自己的方向，找到正確的方法，想到未來的展望，充滿信心！肉體實事求是又灑脫，心靈積極又不強求。人的覺醒就極為簡單。

佛說自皈依佛，人是不是本來就應該回歸到那個自己早就擁有的自性裡去呢？

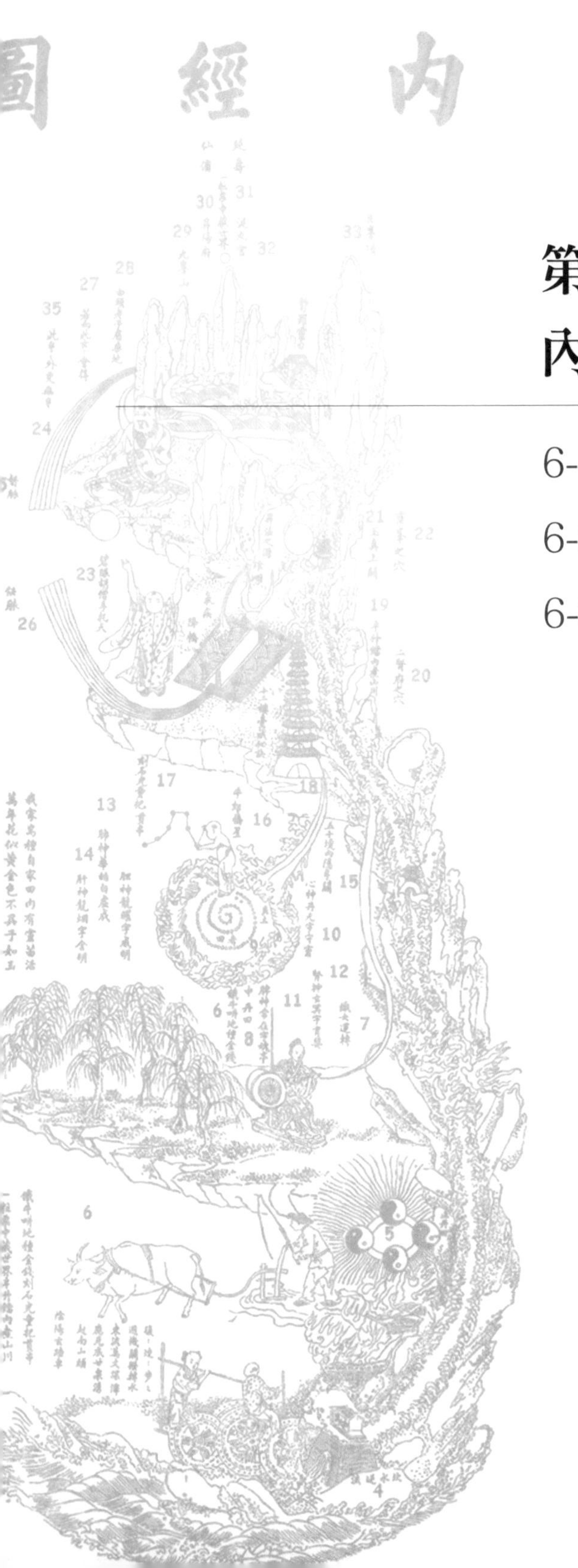

第六章
內經養生

6-1　中華醫典寶書－黃帝內經

6-2　時辰優質養生法

6-3　五色食物養生法

6-1中華醫典寶書-黃帝內經

黃帝《內經》是中華醫典的寶書，全書文字近 15 萬字，該書非一時、一地、一人之作，乃戰國時代至秦漢幾百年間，醫學哲學天文學之結晶匯編。其內容提供天下人研究生理學、病理學、診斷學、治療學和藥物學、養生學，甚至涉及天文學。它不是空談的理論，而是根據大量的臨床治療經驗累積的寶貴心得分享，其分享採取用對話的方式進行，在理論上本書建立了中華最獨特、但經歷數千年驗證，不得不令全世界讚嘆、並視若瑰寶的內容有：陰陽系統、五行系統、臟象系統、經絡系統、病因學說、病機學說、病症理論、診斷方法，針灸治則治方治法，還有養生學說、天文運氣學說等，對全人類有極大的貢獻。

全書分《素問》、《靈樞》兩部，現在通行的版本，皆是在唐代王冰的編次基礎上建立起來，《素問》、《靈樞》各有八十一篇，是個奇妙的天道數字，可見王冰也是道教人，道號就叫啟玄子。據說他把《鍼經九卷》命名為《靈樞》，靈者靈活、樞者門戶，引申為靈活的轉動，就是教人如何有效運用針炙的的方法治病，書名聽起來也有些道教的意涵。《靈樞》中提出了完整的經絡系統；《素問》就是原原本本的問，樸樸素素的不加修飾，認真的向眾人講醫道。黃帝與歧伯對論醫道，所以又稱醫為岐黃之術

至於兩人問答些什麼？上窮天紀、下極地理，遠取諸物、近取諸身，將天道合於人身，扶正去邪、調整陰陽。書中雖言順應自然，但又強調人當自強而勝天的鬥志；既指出長生的目標，又明白教人長生的方法，就看世人如何做到，要不要去遵行了！

《內經》問世以來，歷代醫家以其為基礎，研究發揮的多達二百家以上，

在此列出幾本很重要的內經注本供各位參考：

唐，楊上善《黃帝內經太素》。是內經最近古最能保留王冰改動前的原貌版本，原書現在日本。

唐，王冰《黃帝內經素問》。如前所述，王冰注本是現在《內經》最受到重視的通行本。

明，馬蒔《素問注証發微》、《靈樞汪注證發徹》。作者非常熟悉經脈、腧穴針炙之術。他對注解非常認真負責，而且是分章節予以注證，有別於其他注家之隨句注釋。

明，吳崑《素問吳注》。吳崑出身書香門第，醫藥世家，其人博覽評群書，深入研究《素問》，以王冰本為基礎，但刪繁就簡。由於他的臨床經驗非常豐富，書中頗多一己之獨特見解。

明，張介賓《類經》。他研究內經超過三十年，其《類經》是目前注釋《內經》最豐富的一部大書，共有十八大類三十二卷、三百九十篇，注釋詳實，文字又暢達，是研究《內經》者必讀之書。

明，李中梓《內經知要》。選輯素、靈兩書之精要，分成道生、陰陽、色診、脈診、藏象、經絡、治則與病能，共計八類，是研讀《內經》非常好的入門之書。

清，張志聰《黃帝內經素問集注》、《黃帝內經靈樞集注》。本書開集體注釋《內經》之先河，方法是以經釋經，雖後人有意見，但卻有開創。

清，高世栻《素問直解》。他看了張志聰的《集注》，認為意義太艱深怕人不能明白，便直解原文，要言不繁，注釋往往寥寥數言就能清楚明白，頗合書名直解之意。

日本，丹波元簡《素問識》、《靈樞識》。丹波氏用的方法是選注而不自注，旁徵博引、資料豐富，考證非常精闢，說理細微且符合經旨。

黃帝《內經》確實是一部偉大的書、一部以人為本的書。至於有多偉大、有多重要，只要想，如果沒有這部書，中醫藥會如何就好了！

6-2 時辰優質養生法

中醫養生強調整體觀，**一方面視人為完整之有機體，另一方面則強調人與自然的密切關係。由於自然界不斷運動變化，其變化周而復始，循環往復，**所以身體生氣血盛衰、陰陽消長的規律，這種相依相存的關係，也能達到調和陰陽，強身健體的目的。

古代人體認到人體氣血與四季氣候之變化「春生、夏長、秋收、冬藏」息息相關，所謂「人法自然、人順四時」，一年四季的變化會隨時影響著人的五臟六腑、四肢九竅、皮肉筋骨脈絡等，因此**「春生、夏長、秋收、冬藏」，就能夠增強五臟六腑的適應能力**，達到內外環境的一致性。反之，如果違背四季倫理，可能損傷五臟六腑，降低人體內自我調節能力，影響健康，引發疾病。

春季養生

一年之計在於春，春天氣候轉暖，生物欣欣向榮。陽氣漸次蓬勃而起，人體內的陽氣也擺脫寒冬開始生發。**中醫強調順勢而為，春天陽氣生發之時，可趁機按照規律養生，否則體內陽氣會被抑制住，此時人體抵抗力最弱，當氣機不暢，邪氣就趁虛而入。**

春屬肝，肝屬木，春天的氣通達肝臟，肝氣充足、肝火也旺，稍微受到刺激就容易動怒。因此春天要特別注意養肝，養生重點在於晚睡早起，不動怒。為什麼要晚睡早起？因為春天白天漸長，為了要吸收更多的陽氣，彌補冬天所堆積的陰氣，所以要拉長生活起居的時間，減少睡眠時間，讓它有生發的機會。

春天肝氣上揚，**情緒精神保持樂觀暢快，有利於肝氣舒展。中醫認為肝在志為怒，心情鬱悶容易生肝火，引發各種疾病，此時若肝氣鬱，就會引發**

夏季病變，到時要再調養回復更加困難。

夏季養生

夏天氣溫逐漸升高，雨量豐沛，陽氣最為旺盛，這時的養生原則在於「養長之道」，也就是將陽氣向外宣發，天地人達到和諧，若是過於鬱積，就容易傷心。

夏天主心，心主神志，夏天炎熱，情緒浮躁，容易讓人激動發火，這時要把握自然避暑，例如到樹蔭邊、小溪旁，「靜養物燥」，清心寡慾、閉目養神，多靜坐、定心氣，以免情緒激動傷害臟腑。與春天一樣，夏天要「晚一點睡、早一點起」，還加上午睡，適應暑夏的生長之氣。因夏天晝長夜短，陽盛陰衰，可以晚睡早起，但正中午陽氣正旺，要減少戶外活動，趁此機會小睡片刻，補充因晚睡而造成的睡眠不足。

夏季通心，容易傷「心」，要特別注意預防心臟病的發作，情緒穩定，若是違背這個原理，沒有養足心氣，到了秋冬轉涼，寒熱交替，就容易讓下一季節收氣的功能減弱，易生疾病。

秋季養生

秋天是收穫的季節，陽氣漸收，陰氣漸長，天氣由熱轉涼，人體也順應時節陽消陰長，因此需要適應秋天的變化，起居要早睡早起。早睡的意義在於順應陽氣之收，早起是希望讓肺氣得以舒展，以防收之太過。

秋天主肺，與肺相關的疾病都因為邪燥為患而生，例如咳嗽、口乾舌燥、皮膚乾燥龜裂等，因此要注意肺部保養。尤其秋天陽氣下降，抵抗力變弱，此時一定要護住心神，不讓陽氣外洩，最直接的方式就是保暖，包括腹部、腳部、頸部及肩部等。再者，經過夏天的炎熱，腸胃功能多半不彰，因吃了太多的瓜果類或冷飲，脾胃活動功能降低，這個季節人們又喜於進補，因為吃進大量的牛羊雞等燉品，因而加重了脾胃的負擔。

秋天在精神調養上必須有所收斂，所謂：「使志安寧，以緩秋型，收斂神氣。」**要調養精神情志，保持內心寧靜、平和，才能緩和秋天肅殺之氣，讓肺氣清淨。**

冬季養生

冬三月，**萬物閉藏，人體要順應自然，早睡晚起**。此時人體新陳代謝相對緩慢，陰經陽氣蟄伏，內動外靜，要注意保存陽氣，養精蓄銳，絕不能聞雞起舞，尤其是老年人應該等太陽出來了再起床。

冬天主腎，「寒氣通於腎」，寒邪最先侵犯的部位是腎。腎為陰臟，冬天要養腎，讓來年春夏更為健康。**腎主水，水生木，冬天保養好，來年的春天就能減少肝病的發生；心為火，腎水克心火，這也是冬天容易心神低迷、易生負面情緒的道理**。寒冬來襲，人體抵抗力下降，各種細菌病毒有機可趁，原本就有心血管方面疾病的人，容易心肌梗塞，最簡單的預防方式是添衣保暖，避免著涼，同時加強鍛鍊身體，以提高身體對自然環境變化的抵禦力。

【重點提示】四時，五時與五臟

四時是指春夏秋冬四季，但有時會將夏季分成夏與長夏，而成五時，形成與五臟對應。概括來說，四季養生重點就是「春夏養陽，秋冬養陰」，此也是養生的根本。
一年中應特別注重春分、夏至、秋分、冬至此四個節氣，四個節氣分別在陽曆的3、6、9、12月，因此這四個月為一年四季養生的關鍵時間。

【重點提示】陰陽五行

中醫以陰陽五行為理論基礎，人體的組織結構、功能活動、疾病的產生與發展，都與此相互對應。道家說，天地之道，陰陽二氣造化萬物，所以不管是天地、日月、風雨、四時等都區分陰陽，就連人體臟腑也一樣，好比說頭為陽、腳為陰，左為陽、右為陰，氣為陽、血為陰等。
陰陽是天地的根本，也是人體這個小宇宙運行變化的依據，這兩種現象有相對性，也有消長與轉化，甚至互含互藏、相依相存，如果失去平衡，人的精神就會受到影響，危害了身體健康。

五行是萬物的綱紀，從天地陰陽中劃分而來，指的是水、火、金、木、土五種基本物質間的關連性，可對應於人的五臟。五行之間的關係相生相剋，稱做母子關係，所謂「木生火、火生土、土生金、金生水、水生木」，但除了相生外，也會互相制約消滅，如「木克土、土克水、水克火、火克金、金克木」。中醫角度認為，宇宙萬物與人體之間都有一定的聯繫，這種相生相克的規律，可以涵括所有事物的發展變化與關聯。

【重點提示】五行對應表

五行對應表					
五臟	心	肝	脾	肺	腎
五行	火	木	土	金	水
五官	舌	目	唇	鼻	耳
五色	赤	青	黃	白	黑
五情	喜	怒	思	悲	恐
五味	苦	酸	甘	辛	鹹
五方	南	東	中	西	北

十二時辰養生法

養生為預防醫學，人的生活作息要效法自然界的陰陽變化，一年四時（五時），甚至一天十二時辰，起居遵循陰陽變化，才能順應天時、天人合一，而不生重病，可達到「治未病」的目的。

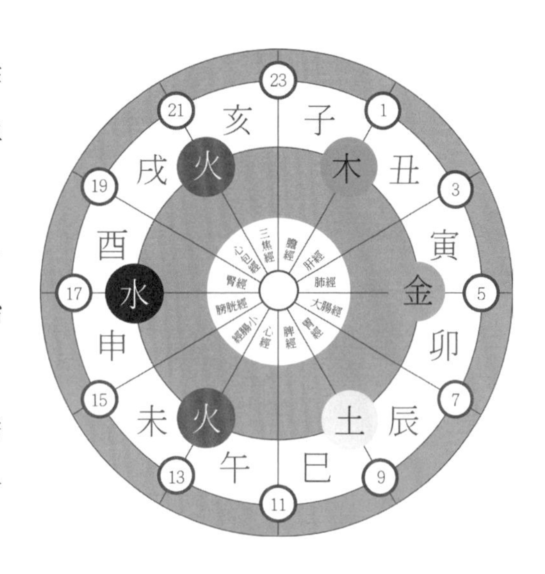

《黃帝內經》開宗明義點出養生的五項基本原則，在現代仍然合情合理：「法於陰陽，和於術數，食飲有節，起居有常，不妄作勞。」說明了要治病於未然，就要從日常作息調養做起，包括飲食、精神調養等；而「法於陰陽」是讓我們的生活、起居、飲食等符合自然界的陰陽變化，除了一年四季的陰陽交替外，更重要的是，每天也要按照四季養生的方式調養身體。

四季中，春夏為陽，秋冬為陰；一天則可分四時，朝為春、日中為夏、傍晚為秋、夜半為冬，也就是晝為陽、夜為陰；若將陰陽區分為動、靜，則動為陽、靜為陰。白話來說，夜晚到了可以養陰，陰氣足了才能轉化能量讓白天活動，倘若不休息，白天工作就會沒有體力。

現代人因工作、經濟的壓力，需要熬夜加班，甚至是娛樂、看手機、影片等，整晚不睡覺，這就違背了自然界的陰陽轉化規律，長期以往，就會破壞體內的陰陽平衡，當然就會生病。

【子時】晚上 11 點至凌晨 1 點，重睡眠可護膽氣

子時走膽經，這段時間是一天中陰氣最盛的時刻，過了子時，陽氣就開

始升發，在此陰陽大會下最需要睡眠，對養陽氣特別有幫助。《黃帝內經》說：「凡十一臟取決於膽」，意思是人體的五臟六腑取決於膽氣的升發，只有膽氣升發，身體才會好。尤其，**經過一天的忙碌，到了夜晚，當然應該及早放鬆情緒、準備入眠，此時若不睡覺，體內臟腑都會抗議，隔日一定沒有精神。**

【丑時】凌晨 1 點至 3 點，保持熟睡以養肝血

丑時走肝經，是肝臟修復的最佳時間，「臥則血歸於肝」，這個時辰熟睡對肝是最好的養護。肝臟有著「將軍」的稱號，負責謀慮、思考，也掌管身體各部門的運作，包括腦、情緒及神經系統，甚至眼睛、指甲等，這些活動都需要時間新陳代謝，**丑時陰氣下降、陽氣上升，好好休息，肝氣才能暢通。**熬夜晚睡的人，面色晦暗、無故發脾氣，都是因為肝經出了問題，肝氣不足、肝鬱氣滯就會讓人脾氣變得暴躁。

在子丑二時辰，睡覺是最好的養生方法，因此常將肝膽兩者一起養護，也就是說，**要丑時進入熟睡狀態，子時前就必須就寢**，若失眠，則可以按摩心包經、太沖穴，可舒緩情緒，輕鬆入睡。

【寅時】凌晨 3 點至 5 點，用深睡嬌慣養肺

寅時走肺經，**肺主一身之氣，調控全身臟腑經絡之氣，寅時人體氣血重新分配，**肺氣不足的人，多半在此時醒來，好比說過敏氣喘、慢性咳嗽等與肺經有關的疾病，就會在這時發作。

寅時是陽氣的開端，**大地陰陽開始轉化，人體從靜轉動，需要深度的睡眠調節各臟腑的氣血分配。肺經已有損傷的人，於此時醒來又難以入睡，不用著急，可用古人「咽津」養生功法，多吞幾口口水，也可補充氣血。**

【卯時】早上 5 點至 7 點，體內環保要做好

卯時走大腸經，大腸是體內的傳導官，具有傳化與疏導的作用，中醫說：

「肺與大腸相表裡」**就是指肺主內、大腸主外，兩者相互聯繫**。早上 5 點到 7 點，人體氣血到大腸，經過一整夜的代謝，廢物也已運至此部位，這時就必須將其排出，讓新的能量再次進入，依序運行。

要照顧大腸經，最好的方法是晨起一杯溫水，且在早餐前喝，**可促進血液循環、清腸胃、解宿便，達到代謝廢物的功效**。

【辰時】早上 7 點至 9 點，溫熱食物可養胃

辰時走胃經，這段時間是忙碌一天的開始，此時陽盛陰衰，必須適當補充陰氣。而食物屬陰，務必要吃早餐，且以溫熱食物為主。有些人喜歡一早喝蔬菜汁、冰奶茶等，長期以往會傷胃氣，等到年老時就發現，皮膚變差、喉嚨有痰、小毛病不斷，身體抵抗力變差。

「人以胃為本」胃儲存飲食，生成營養物質，供給五臟六腑，而胃經之後脾經當令，脾再將食物通過運化，變成精血，輸送給五臟六腑，所以早餐一定要吃，而且要吃得好，否則身體的運作與代謝就少了物質來源，**故稱脾胃為「後天之本」**。

【巳時】早上 9 點至 11 點，養脾健胃好時機

巳時走脾經，脾與胃互為表裡，共同參與飲食的消化與吸收。「脾為後天之本」，人體所有的生命活動都有賴後天的脾胃攝取營養物質，身體的吸收功能要健全，也必須仰賴脾的運化功能旺盛，才能將食物飲水化生為精、氣、血、津液，讓臟腑、經絡、四肢百骸，以及筋肉、皮、毛等組織得到充分的營養。

脾胃位居全身的中央位置，與其他臟腑關係密切，一旦出了問題，就容易影響其他器官，產生相生相剋的疾病傳導現象。《慎齋遺書》說：「脾胃一傷，四臟皆無生氣」就是此意。

【午時】中午 11 點至下午 1 點，靜心休養神清氣爽

午時走心經，「心者，君主之官，神明出焉。」心臟是五臟之首，等於是一國的君主，掌管了人體最重要的精神、意識與思維活動。從中醫的角度對應到現代科學，「心」除了是維繫生命的臟器外，還進一步地廣納了大腦皮質及相關神經、內分泌等系統，統稱為心系統。

這個時段正是午餐及午休時間，飲食可為了下午的體力能量做儲存，若吃不飽，到了下午就可能出現頭暈、嗜睡、心慌或出虛汗等症狀。此外，經過一上午的陽氣運化，午時陰生，天地氣機轉換，這時，就不應干擾天地之氣，應好好休息，小睡片刻就可調養身心。

【未時】下午 1 點至 3 點，保護小腸最佳時段

未時走小腸經，在這個時辰之前最好把午餐解決，如此到了小腸經值班時，就可以用最大化的方式吸收食物的營養成分。小腸主要的任務，是接受從胃初步消化的飲料與食物，再進一步進行消化，若此功能異常，就會導致消化吸收障礙，表現出的症狀則為腹脹、腹瀉等。

小腸在此時把食物內的營養吸收的差不多了，會送到血液之中，血管內充滿營養之物，就會變得濃稠壅塞，這時建議多喝水，可以稀釋血液中的黏稠物質，保護心血管。

【申時】下午 3 點至 5 點，飲水、排尿保健康

申時走膀胱經，中醫認為膀胱經為太陽，是很重要的經脈，也是人體最大的排毒器官。毒素進入體內若沒有及時排出去，身體的健康會埋下隱憂。儲存和排泄尿液的器官如果出問題，**會引發全身性的疾病，如偏頭痛、關節不好、腰痠背疼等**。既然膀胱是最大的排毒器官，申時又是膀胱經值班，這時最好的養生法就是多喝水、多解尿，此外，這段時間是運動與學習的最佳時間，非常適合運動及養生功法，效果也最顯著。

【酉時】下午 5 點至晚上 7 點，忙碌完畢休養腎經

酉時走腎經，腎主藏精，有「先天之本」之稱，是人體最精華的物質，也是人體生命活動的根本。如果說卯時是一天的開始，那麼酉時就是一天的結束，這時經過一天的忙碌，身體心理已經疲憊，準備要休養生息了。

中醫很注重腎氣，腎氣就是元氣，養足元氣才能生長發育、繁衍生息，補元氣的方法，可在酉時進食少量清淡晚餐、飯後緩步活動。

【戌時】晚上 7 點至 9 點，調養身心準備入眠

戌時走心包經，此時人體陰氣正盛，陽氣將盡，這時應該是準備入睡時刻。心包就是心臟外的一層薄膜，用來保護心臟免於外邪入侵，如果把心臟比喻為總統，那麼心包就是保護總統的維安人員了。心包經上有許多重要的大穴，其中膻中穴為心包經募穴，位於兩乳中間正中，乃心氣匯集之穴，偶爾敲打，可預防咳嗽、氣喘、胸痛、心悸、嘔吐等症狀。內關穴是心包經絡穴，治療心臟疾病的核心穴位，**凡心臟異常都可保養此穴。**

【亥時】晚上 9 點至 11 點，三焦通則百病不生

亥時走三焦經，三焦是元氣、水谷、水液運行的場所，是調動運化人體元氣的器官，負責合理分配全身的能量與氣血。古人將三焦分成上焦、中焦及下焦，上焦包括心、胸、肺、頭臉及上肢；中焦指橫膈以下，肚臍以上的部位；下焦則為肚臍以下的部位，如小腸、大腸、腎、膀胱與下肢等。三焦經是六氣運轉的終點，十二經脈巡行了十二個時辰後，三焦經已是最後一站，過了此刻又是新的一天的開始，這時應該閉藏內斂，心靜平和，讓細胞休養生息、及時入睡，讓百脈養精蓄銳，因為隔日又得周而復始的忙碌工作。

6-3 五色食物養生法

心、肝、脾、肺、腎；再加上心包，成六臟，小腸、膽、胃、大腸、膀胱，再加上人體的胸腔和腹腔為三焦（上焦、中焦、下焦）為「六腑」，六臟配六腑前者稱陰臟；後者稱陽腑。由於心包乃心之護衛，代心受邪，故通稱「五臟六腑」。

五臟的主要功能為製造氣血、津液，各司其職又彼此相通；六腑的主要功能則是完成食物的消化、吸收、轉輸及排泄等，需要保持暢通，才不會讓體內的食物囤積或停滯，導致生病。

飲食養生，用吃來預防疾病

「藥補不如食補」，自古以來，中醫認為「藥食同源」，無論藥補或食補對身體都有益處。藥補是透過藥性來改變身體機制，而食補則是利用簡單的食材、達到自然養生的目的，這種方式既簡單又天然。

從營養學的角度來看，食物內含有多種營養素，如蛋白質、維生素、熱量、碳水化合物等，是維持生命的重要因素；但從中醫來看，食物不只擁有豐富的營養價值，更可以食療來預防疾病。

其方式包括「食氣」、「食味」、「食性」等，不同食物對身體各臟腑影響程度不一，若與藥性相比，食物又多了平和之氣。飲食養生，就是調整飲食結構、注重飲食宜忌，改變不當飲食習慣，以科學的方式，合理攝取食物，達到促進健康、增強體質的功效。

食性（食氣）：溫、熱、涼、寒

食物的四性是人長期飲食經驗而得來，例如吃辛辣食物辣椒後，從嘴巴到全身都熱起來，身體感知就得知辛辣食物為「熱」性食物。不過，並非進食會熱的食物就都是熱性，好比剛喝入熱茶也會有灼熱感，但這種感覺很快就會消失，在體內反而產生涼快的效應，因此茶是屬於「涼」性食物。一般來說，寒性與涼性食物多有滋陰、清涼、解毒、瀉火的作用，但**體質虛寒者，不建議過量進食「寒涼」食物；相反地，能治療改善體質虛寒者，通常建議進食「熱性」食物，以助體內活血、通絡、散寒、溫經、助陽。**

不過經過料理調配，也能將食物的食性略作改變，**例如水梨為寒性，咳嗽時不建議食用，但若以川貝加蜂蜜燉水煮後，食性就平和許多，反而可以潤肺止咳化痰。**

五色營養表				
黑	紅	綠	黃	白
抗衰老聖品	心臟血管保護神	生命元素大本營	免疫力堡壘	人體營養基石
防癌抗癌 補腦健腦 烏髮美容	保持血管彈性 促進血液循環 穩定血壓	補充維生素 補充礦物質 補充膳食纖維	清除氧自由基 強化解讀能力 預防感染	提供碳水化合物 提供優質脂肪 提供優質蛋白
海帶	枸杞	蘆薈	黃豆	牛奶
海參	紅薯	黃瓜	雞蛋	大蒜
紫葡萄	西瓜	獼猴桃	胡蘿蔔	豆腐
烏梅	牛肉	蘆筍	玉米	銀耳
茄子	紅酒	大蔥	木瓜	蓮藕
甲魚	西紅柿	大白菜	橙子	白蘿蔔
烏骨雞	櫻桃	菠菜	薑	燕麥
黑芝麻	草莓	綠豆	金針菇	百合
黑米	紅棗	綠茶	南瓜	杏仁
黑木耳	石榴	生菜	土豆	冬瓜

食味：酸、苦、甘、辛、鹹

食物的五味與臟腑的關係密切，不同食物味道皆不同，也各有對應的器官，酸入肝、苦入心、甘入脾、辛入肺、鹹入腎，適度利用食物的味道，可以調和臟腑；另一方面，也可從口味的改變，來發現我們的身體狀況與需要。

中醫認為五味失和會影響健康，《黃帝內經》云：「多食鹹，則脈凝泣而變色；多食苦，則皮槁而毛拔；多食辛，則筋急而爪枯；多食酸，則內胝而唇揭；多食甘，則骨痛而髮落，此五味之所傷也。」簡單解釋就是：長期吃鹹味重的食物，會令血脈瘀血滯甚至改變顏色；長期吃苦味食物，皮膚枯槁蠟黃且會脫髮；常吃辣味食物，會引起筋脈不開、指甲乾枯不發；常吃酸味食物，會讓肌肉失去光澤、口唇翹起；喜歡吃甜食者，會讓骨骼疼痛、毛髮脫落。要五味調和，飲食就要濃淡適中，味道不宜偏頗過量，否則對五臟不利。

【甜】

【作用臟腑】：脾、胃

【藥性】：甜味補益、和中、緩急，多用以滋補強壯，治療人體五臟、氣、血、陰、陽中任何一種虛症，並可緩解拘急疼痛症狀。

【過食影響】：吃太多骨骼疼痛，頭髮脫落。

【代表食物】：紅糖、桂圓肉、蜂蜜、米麵食品等。

【食用禁忌】：吃太多甜食易引發糖尿病、痛風、齲齒病、動脈硬化、高血壓等疾病，且會使身體發胖，故肥胖者應少食甜品。

【辛】

【作用臟腑】：肺、大腸

【藥性】：辛味能宣、能散、能潤、能行氣血，可以用來治療風寒感冒、咽痛或胃寒嘔吐；用花椒、生薑和大棗煎汁；可治療因血凝氣滯引起的痛經症。

【過食影響】：太過時會引起筋脈拘攣、爪甲乾枯不榮。

【代表食物】：薑、蔥、蒜、辣椒、胡椒等。

【食用禁忌】：患有痔瘡、肛裂、胃潰瘍、便秘和神經衰弱的人都不宜食。

【酸】

【作用臟腑】：肝、膽

【藥性】:酸味包含澀味在內，有收斂、固澀的作用，用於多汗症及泄瀉不止、尿頻、遺精等的治療。此外，酸味與甜味結合能滋陰潤燥。

【過食影響】：使肌肉失去光澤、變粗變硬，甚至口唇翻起。

【代表食物】：烏梅、山楂、山茱萸、石榴等。

【食用禁忌】：食酸過多引起消化功能紊亂，筋病患者應少吃酸味。

【苦】

【作用臟腑】：心、小腸

【藥性】：苦味能清泄、燥濕、降逆，多用於治療熱症、濕症、氣逆等。

【過食影響】：可使皮膚枯槁、毛髮脫落。

【代表食物】：桔皮、苦杏仁、苦瓜、百合等。

【食用禁忌】：吃太多苦食易導致消化不良，尤其是骨病患者更不宜多吃。

【鹹】

【作用臟腑】：腎、膀胱

【藥性】：鹹味具有清熱、瀉火、解毒的作用。

【過食影響】：會使流行在血脈中的血瘀滯，甚至改變顏色。

【代表食物】：鹽、海帶、紫菜、海蜇等。

【食用禁忌】：在劇烈嘔吐、腹瀉和大汗不止時可適當補充鹽分，鹽水會防止體內電解質紊亂，但有心臟病、高血壓的患者不宜食鹽過多。

八大養生策略

健康長壽是我們對生活在世上的企盼，若想要身體健康，年老時不會被病魔纏身，必要條件就是規律的生活、適度的運動、均衡的營養，以及修身養性四大原則。如《黃帝內經》所說：「上古之人，其知道者，飲食有節，起居有常、不妄作勞，故能形與神俱，而盡終其天年，度百歲乃去。」

規律的生活，可以**令大腦皮質層在身體內的調節活動形成規律的節奏，這是長壽的必要條件。具體來說，就是中醫強調的順時養生、調養神氣，飲食調理，運用功法及經絡養生、正是養生的根本之道。**

一 . 生活作息要有規律

人一天的活動要有所規律與節制，**依循時辰作息，白天陽時多活動、夜晚養陰就要睡得好，晚上 11 點前上床、早上 7 點起床，睡足 8 小時，保養神氣，使人精力充沛。**

子時（晚上 11 點至 1 點）、丑時（凌晨 1 點至 3 點）人體氣血循行至肝膽經，是體內排毒解毒及恢復體力的最佳時機，這兩個時辰若能進入熟睡階段，抵過白天睡 8 小時，因此，切記不要熬夜。

二 . 每日按摩十八大穴位經絡

經絡系統是人體內各器官的總調控，決定人體健康與長壽，經絡按摩拍打可有效刺激人體氣血循環與神經系統，強化四肢百骸、督脈脊椎、關節等。

人體穴位將近千，若要全部記下有其難度，所以**本書介紹的十八大穴乃重中之重，從頭到腳、從裡到外、前前後後，穴穴都確切對應五臟六腑精氣之匯注要津。每一穴都是經驗奇效的大穴，建議於每日清晨起床後及睡覺前，早晚各練一次，**依序從百會穴、四神聰穴、大椎穴、肩井穴、聽宮穴、膻中穴、中脘穴、關元穴、神闕穴、命門穴、腎俞穴、八髎穴、血海穴、足三里穴、三陰交穴、腹溜穴、太谿穴、湧泉穴到太衝穴。

三 . 隨時隨地練習督脈養骨功法

工作忙碌沒有時間做運動的現代人，要尋找一套可隨時鍛鍊、又好記憶的功法並不容易。如前章節所述：養生必須養骨，脊椎是人體的龍骨，也是頂梁柱，是撐起我們行走與活動的中樞，唯有骨頭好了，才能百病不侵。而本書所介紹的三大功法，為筆者鑽研二十餘年的時間研究而成，簡單易行又容易記憶，可做為一天中活絡筋骨的基本功法。

練習此三大功法時，態度很重要，因為態度決定健康，要充滿信心激勵自己，功法可事半功倍，所以練功之前，要調整氣息，回歸天人合一，這也是動靜功的基本原則。建議可每日早晚各練一次三大功法，若實在太忙，也可分段、分時進行，天天鍛鍊，必能達到改善體質的目的。

四 . 三餐定時定量

精氣神是生存的關鍵，而食物正是調養精氣神的重要手段，在飲食上必須均衡進食，若能達到五色進食，五味調和，更可達到均衡飲食的目的，讓五臟六腑維持正常機能。

飲食宜盡量定時定量、少吃油炸、高熱量食物，以清淡平和為原則，避免精緻化、重口味及加工食品，且多吃蔬果；用餐不求快，**慢慢吃，讓唾液充分分泌、減低腸胃的負擔。飲食以七分飽為佳，過度飽食可能造成肥胖問題，增加三高（高血壓、高血糖、高血脂）的風險。**

五 . 顧好睡眠品質

自然界有晝夜之分，人體也應日出而作、日落而息。經過一天緊張的工作，**陽氣由盛轉衰，到了夜晚需要休養生息，才能有精力應付隔天的挑戰。**

不過，並非睡得久就表示睡得好，睡眠品質的好壞才是延年益壽的關鍵。

所謂「久臥傷氣」，就是指若過度躺著休息或睡眠，沒有肢體活動，時間久了會氣虛，精神不濟、疲倦乏力、食慾不振等，影響臟腑氣血運行不順。

許多研究指出，**午間小睡可讓人神清氣爽，更有專注力可做出正確的判斷。一般不建議午睡超過 30 分鐘，否則適得其反，更不容易恢復精神。**

六 . 調養心神

人有七情五志，七情是喜、怒、憂、思、悲、恐、驚，五志是指怒、喜、思、憂、恐，這是人體對外界刺激與體內刺激的正常反應，也是很自然的生理現象。情志活動與臟腑氣血有相當的關聯性，情志太過，會影響相對的內臟，導致疾病產生。

要做到不悲不喜相當困難，但若能知足常樂，把複雜的事物簡單化，則可保心靜神安、邪不來侵。中醫講究中庸之道，凡事少思少慮、心態平和，可免傷心神，不為情緒所困擾。**建議可藉由功法中的靜功，睡覺前與起床後靜坐約 10 至 15 分鐘，排解沉澱並過濾一天中要處理的雜念俗務，讓思緒冷靜、精神內守。**

七 . 適時降壓舒緩壓力

少許壓力能讓生活更有動力，但過多的壓力卻會讓自律神經失控、導致身體的免疫力降低。有研究指出，長期焦慮會讓腎上腺發出生產皮質類固醇的信號，這種荷爾蒙會減少體內的免疫細胞數量，讓健康出現危害。

懂得適時舒壓，可降低身體的負擔，建議可利用練功、聽音樂、閱讀、交往志氣相投的朋友等方式，來穩定情緒、減少壓力荷爾蒙的產生。此外，也可擴大興趣，多重視生活品質，培養旅遊、攝影、植栽等多元興趣，或於閒暇時間呼朋喚友一起郊遊、爬山等，都是不錯的舒壓方法。

八 . 睡覺前後溫水泡腳

現代人久坐辦公室、電視機或電腦前，又懶於活動，影響足部循環，膝蓋以下到腳底的部位有許多重要穴道，如太衝穴、湧泉穴、足三里穴、三陰交穴等穴，都是人體大穴，各有其對應的治病範圍。

可於睡前準備一盆溫熱水，水位約在小腿骨間，泡腳約 15 分鐘，一來可順勢活絡血液循環，透過溫熱穴位，達到養生目的；二來也有助安眠，對於中老年人相當有幫助。

結語

大醫行易　大道至簡

說盡功理不如功法素樸，功法素樸不如日日行之，日日行之不如親身體驗。本書功法甚為簡便，日日練習三大基本功法，就可以自動發功。「築基」一旦有成，就具備了「辨證」的功力，在啟動自發功與不斷助人的過程之中，又具備了「解症」的功力，如此一來功法就兼具「辨證」、「解症」、「養生」三大妙用，可謂奇特而簡單易學！

功法中的身法並不困難，手法也不複雜，養生道理都在全套動作之中，心法則含於自覺之中，三大功法日日練之習之，解之治之，信之感恩之，功力則自然強大而得之。

人生病一定要找醫生，但最好不要生病，病來如山倒，一下子就可以壓垮你。病去如抽絲，健康卻是一點一滴才能恢復。病了，眼睛愈來愈模糊，美醜就漸漸看不見了；耳朵也聽不清，再沒有什麼謊言可以欺瞞你了；手不能握物，就無法掌控任何財富和權力；腳不能走，就再也帶不動身軀去追求任何美好的事物！那時一切悲傷全不存在，只留恐慌和恢復健康的渴望。

人啊，此時才猛然驚醒：原來無論權力財富有多大，即便是皇帝，天亦可以在瞬間將其肉體解構而去，無一人可以倖免。人啊，為何不規劃自已的健康，就像規劃自己的財富呢！人擁有了第一筆財富時，夜裡興奮得睡不著覺，那種感覺永遠忘不了；腦海中接著浮起未來事業的偉大影像時，那種感覺也永遠忘不了，因為感嘆自己能力強大而帶來的征服，那種感覺更永遠忘不了；於是在戒慎恐懼中繼續奮勇向前，然後在成功的喜悅後帶來了興奮，在失敗的挫折中隨伴了悲傷，又從悲傷的灰燼中升起了鳳凰。

人啊，興奮其實是健康的身體支撐著你去興奮；悲傷其實是健康的身體支撐著你去悲傷。是健康的身體讓人縱慾忘情，是健康的身體帶人到天涯海角，是健康的身體讓人可以享受美食，是健康的身體讓人在散盡千金之後尚有餘力再起。年輕時害怕財富會在瞬間失去，卻不曾害怕健康有朝一日會永遠分離。人啊，失去的財富容易取回，失去的年華和健康則很難追回。起初之始，肉體忠實柔順，人以為它絕不會捨自己而去，有一天它開始暗暗發出多次的警訊，人也無所謂，殊不知隨著年齡的增長，病痛正在悄悄累積，所以人行氣吐納、靜坐冥想、導引按摩、湯藥針灸，無非都想保住「性命」。

「性」者無形之心靈，「命」者有形之肉體。罵人沒人「性」，是罵他沒良心；大聲喊救「命」，是害怕自己的肉體遭受到傷害；而保住「性命」，則是渴望身心能得到安頓。可是，人總覺得身心無法安頓。人的身心為何得不到安頓？是因為害怕衰老與病痛！

這一套奇效又簡單易學的功法，就在於安頓身心、就在於預防疾病。功法非為醫技，但功法將症「從隱而顯」、「從陰引陽」，卻吻合《內經》先兆防病的養生規律。書中有些功源實在久遠，只好引經據典；有些功序恰與先輩吻合，只好借經說法。至於言語無法形容、文字無以描述的境界，即回歸「　本體」感恩於「　光」之中，是一種專致而崇敬的真諦妙法。

《維摩詰經》文殊師利問維摩詰：「此病身合耶？心合耶？」維摩詰答：「非身合，身相離故；亦非心合，心如幻故。」「是病非地大，亦不離地大」，病非來自於肉體，但又離不開肉體，原來心靈本來就居住在肉體，而肉體本來就依戀著心靈。肉體之「命」緊緊繫於心靈之「性」。人之「性命」乃天地父母所賜，人無能去分離靈肉，正如同神自證其光明，真理自證其存在。

人啊，我們回歸到「　光」中，回歸到「　本體」，找尋並感受到了人的存在意義，我們感恩祂。

結語末了，以《內經》開頭第一篇《上古天真論》之四種人與讀者共勉。此篇中論述了「真人」、「至人」、「聖人」和「賢人」四種人。「真人」吸收天地精氣，與天地同壽，無有終時；「至人」則遠離世俗，完全不參加社會活動，和「真人」差不多。以上兩種人等於永生不死。至於「聖人」，雖然確實是生活在人世間，也有很多俗務纏身，但從不惱怒、不忿恨，打不還手、罵不還口，完全不浪費體力，也不消耗精神，總之，心境平淡、不爭不吵，飲食起居都安排的很好。「聖人」保證至少可以活到一百歲。而最前面說的「真人」和「至人」，基本上可以說是不存在。《內經》隱喻「真人」、「至人」只是一種極高的境界，至於第三種人「聖人」，固然是不錯，但其人經濟條件必須很好。

至於最後一種人，也就是「賢人」，也效法天地，但生活中有一般人的起起伏伏、悲悲喜喜，娶妻生子、傳宗接代，彷彿四季自然更迭，但他既聰明又有智慧，懂得忙中有序，處理情緒，飲食既有節，與人交往又能知所進退、崇天敬神、慎終追遠。《上古天真論》只說「賢人」也可以活很久，並沒有明說到底多久，但卻暗示：只要你夠努力，就可以朝一百歲這個目標邁進！這樣的「賢人」們，好好繼續努力下去吧！《內經》自此一篇開卷以下，全部內容似乎都在殷殷企盼：賢人們！趕緊去學習經中所講的一切善知識、善技術吧！那麼，大家一齊也來學習《經穴歸元養生功》，讓我們日日開大穴，健康開始行大運吧！

謹獻上我的畢生所學，給親愛的讀者，誠心誠意、永固身心！感恩！

作者謹識於中秋之圓滿

經穴歸元養生功

作　　者　謝天秀
總 策 畫　林慧華
顧　　問　韓　子
示範攝影　楊志雄
美術設計　林逸儂

出 版 者　橘子文化事業有限公司
總 代 理　三友圖書有限公司
地　　址　106台北市安和路2段213號4樓
電　　話　(02) 2377-4155
傳　　真　(02) 2377-4355
E-mail　service@sanyau.com.tw
郵政劃撥　05844889 三友圖書有限公司

總 經 銷　大和書報圖書股份有限公司
地　　址　新北市新莊區五工五路2號
電　　話　(02) 8990-2588
傳　　真　(02) 2299-7900

製　　版　興旺彩色印刷製版有限公司
封面印刷　鴻海科技印刷股份有限公司
內文印刷　靖和彩色印刷有限公司
初　　版　2018年2月
定　　價　新台幣 380 元
ISBN　978-986-364-117-9（平裝）

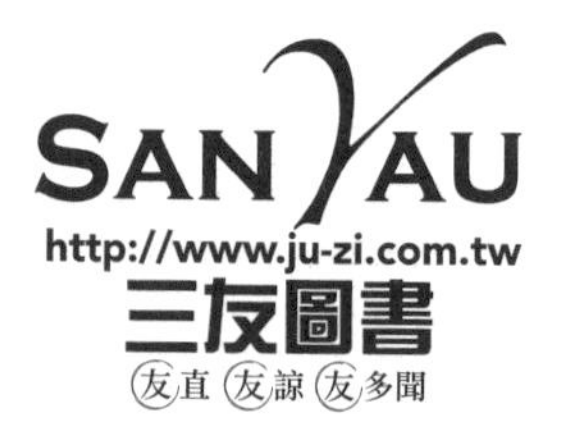

國家圖書館出版品預行編目(CIP)資料

經穴歸元養生功 / 謝天秀作. -- 初版. -- 臺北市
: 橘子文化, 2018.02
面；　公分

ISBN 978-986-364-117-9（平裝）

1.經穴 2.穴位療法
413.915　　106024438

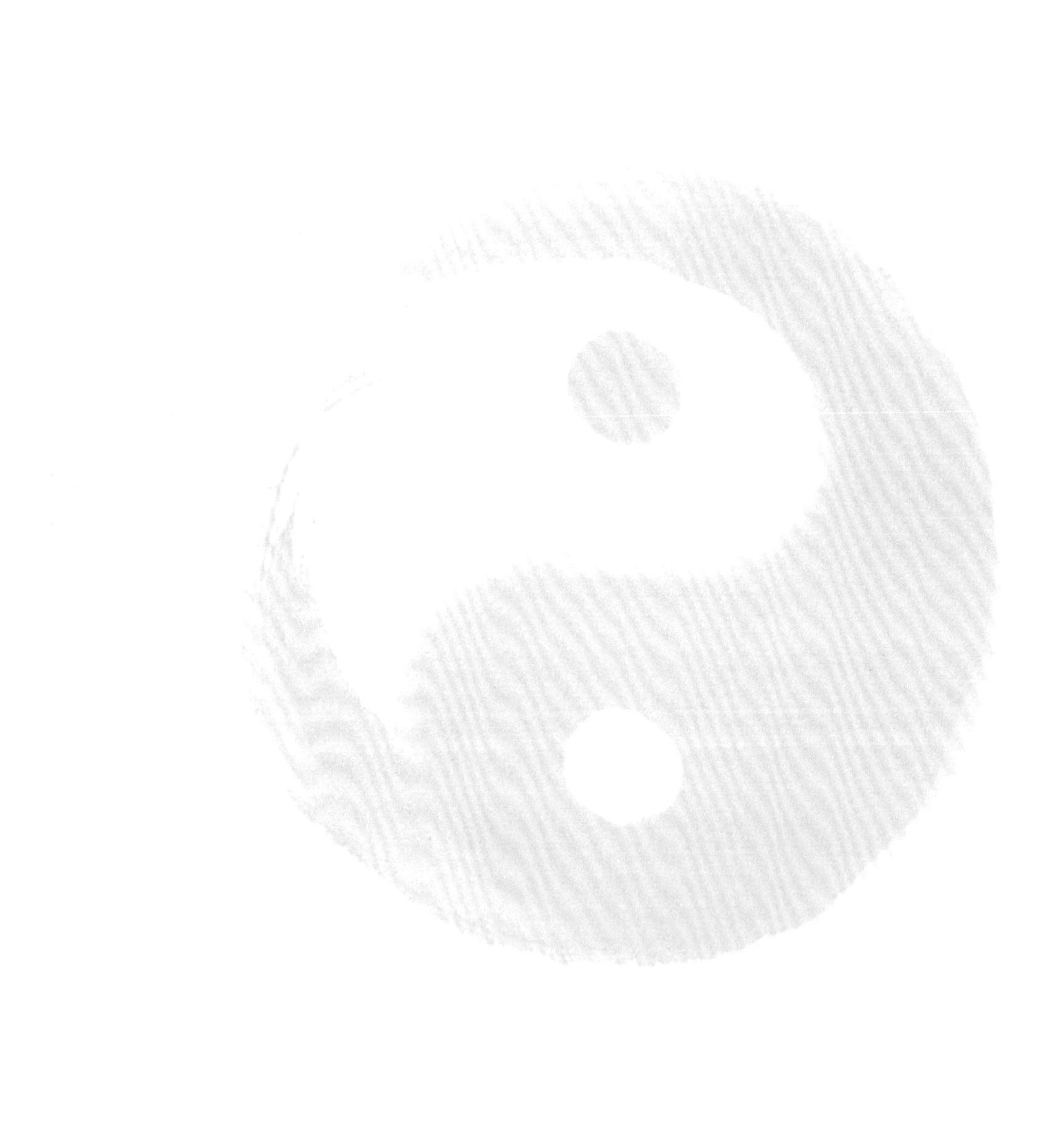